CONSTRUYENDO UNA VIDA SIN ANSIEDAD

«No se preocupen por su vida, qué comerán o beberán; ni por su cuerpo, cómo se vestirán. ¿No tiene la vida más valor que la comida y el cuerpo más que la ropa? ¿Quién de ustedes, por mucho que se preocupe, puede añadir una sola hora al curso de su vida?»

—Mateo 6:25, 27 (NIV)

CONSTRUYENDO UNA VIDA SIN ANSIEDAD

DR. JOHN DELONY

PRÓLOGO DE DAVE RAMSEY

Publicado por Ramsey Press, The Lampo Group, LLC
Franklin, Tennessee 37064

Editora: Kris Bearss
Diseño de portada: Chris Carrico and Weylon Smith
Fotografía: Seth Farmer
Diseño interior: PerfecType, Nashville, TN

ISBN: 979-8-887821-82-5

Impreso en Estados Unidos de América
25 26 27 28 29 POL 5 4 3 2 1

Elogios para *Construyendo una vida sin ansiedad*

«Todos experimentamos ansiedad de una forma u otra. Parece ser la condición que define a la mente humana moderna. Pero hasta ahora, no ha existido un manual de referencia que pueda ayudar a cualquier persona, sin importar su trasfondo, a comprender tanto la ciencia como el alma del problema—y también encontrar soluciones. Construyendo una vida sin ansiedad es ese manual. Su sabiduría es amplia y profunda, y se presenta de una manera empática, clara y auténtica. Este libro te ayudará a descubrir las razones más profundas de tu ansiedad y te proporcionará herramientas prácticas que te llevarán a una libertad duradera».

Michael Easter, autor de *The Comfort Crisis* y *Scarcity Brain*

«En esta era en la que nos hemos adueñado por completo de la ansiedad como un modo de vida inevitable en una sociedad cada vez más acelerada, no puedo pensar en un mejor libro o embajador para ayudarnos no solo a sobrellevar sino a conquistar (y reconquistar) la ansiedad día a día que John Delony. Creo firmemente que nuestro propósito casi siempre estará ligado a algún nivel de libertad que otros necesitan desesperadamente. John está caminando con determinación en su propósito, dotado de la capacidad de ofrecernos opciones para elegir en lugar de negatividad con la que tengamos que conformarnos.

«Poder elegir cosas como la conexión en lugar del aislamiento, la fe en lugar del miedo paralizante, e incluso elegir lo difícil en lugar de lo más conveniente, nos está dando libertad para no resignarnos a una vida que no se siente digna de ser vivida. Como ex defensora y portavoz de la prevención del suicidio juvenil y la concientización sobre la salud mental, me llena de esperanza saber que información como esta se está lanzando al mundo. Este es un contenido que llegará lejos en darnos acceso a una mejor calidad de vida, más gozosa y más estable. Como dice el mismo John: "No habría escrito este libro si no creyera que hay esperanza. Para ti, para mí, para nuestros hijos, para las personas que amamos y para nuestro mundo". Amén a la esperanza. Que la encuentres mientras lees».

Jade Simmons, autora del bestseller #1 *Audacious Prayers for World Changers*, concertista, y conferencista

«Cada vez que le he pedido a un profesional de salud mental que me hable sobre la ansiedad, de alguna manera salgo de la conversación sintiéndome más ansioso. Luego conocí al Dr. John, quien tiene esta habilidad casi de superhéroe de ser reconfortante y cercano cuando habla de cosas que han sido intelectualizadas en exceso por demasiado tiempo. Este libro es una celebración de todo lo que nos hace humanos, un recordatorio de lo hermoso que es ser perfectamente imperfectos, una clase magistral sobre el poder sanador de la comunidad, y un mapa de ruta sobre cómo convertirnos en la versión más plena de nosotros mismos».

Will Guidara, restaurador galardonado con el premio James Beard

«No solo escuchar los podcasts del Dr. John Delony y leer sus libros ha cambiado mi vida para mejor, sino que estoy agradecido de poder llamar a John mi amigo personal. No solo tiene un conocimiento increíblemente profundo sobre la salud mental, sino que ha sido transparente acerca de sus propias luchas y se preocupa DE VERDAD por mejorar la vida de las personas. A diferencia de muchos expertos que se van por las ramas y no brindan claridad, John siempre ofrece instrucciones claras y prácticas para mejorar tu vida. Si estás dispuesto a hacer el trabajo, el material de John mejorará tu vida».

Dr. Layne Norton, fundador de BioLayne y autor de best sellers

«El nuevo y excelente libro de John Delony, *Construyendo una vida sin ansiedad*, está lleno de sabiduría crucial sobre los desafíos que todos enfrentamos al tratar de navegar el mundo agitado y que provoca ansiedad de hoy, y cómo superarlos para construir una vida mejor. A través de una combinación de historias personales y observaciones perspicaces, John nos brinda maneras fáciles y prácticas de crear una vida pacífica».

Dr. Caroline Leaf, neurocientífica cognitiva y autora de best sellers

«En un mundo después del COVID, estoy cansado de batallar estos últimos años. Si eso también te describe, entonces necesitas leer este libro.

«Verás una palabra que aparece constantemente en esta obra: elección. El Dr. Delony, y perdónenme por simplificar excesivamente los hermosos mensajes de su libro, tiene un propósito supremo con esta obra: devolverte la elección que tan injustamente te fue arrebatada estos últimos años. Él reitera un mensaje que les digo a todos mis pacientes: Todo control es autocontrol. Ahí es donde comienza y donde termina.

«Aunque el Dr. Delony comparte estos mensajes con su humor, sabiduría y vulnerabilidad característicos, siempre deja claro que este libro no se trata de sus logros, sino de los tuyos. Este libro trata de liberar a la persona que sigues siendo, incluso en —y especialmente en— este valiente mundo nuevo en el que nos encontramos».

Michael Gomez, PhD, director de Salud Mental Infantil y Adolescente y profesor asistente en el Departamento de Pediatría del Centro de Ciencias de la Salud de Texas Tech University

«Este libro es un baño de hielo para el alma: una zambullida estremecedora pero esencial para todo el que sufre de ansiedad».

Joshua Fields Millburn, The Minimalists

«John Delony es una de las pocas voces sinceras en salud mental. Sus consejos son auténticos, aplicables en la vida real, y efectivos. Cuando John habla, siempre le prestamos atención».

Sal DiStefano, entrenador personal, cofundador de Mind Pump Media y coanfitrión del programa de radio y podcast Mind Pump

«El Dr. Delony aborda directamente las fuentes y causas de la ansiedad, ofreciendo a sus lectores remedios y caminos hacia la paz. A menudo el miedo no es nuestro amigo, y hacer que nuestros sentimientos sean nuestro empleado, no nuestro jefe, nos libera. El trabajo del Dr. Delony es un camino hacia la libertad y una vida vivida al máximo».

Dr. Andrew Young, negociador de rehenes, consejero de crisis y profesor en Lubbock Christian University

«¡Este libro es muy honesto y cercano! En este libro, John nos ayuda a entender la necesidad de comenzar el desafiante pero necesario camino de construir una vida sin ansiedad. ¡Nuestras vidas dependen de ello! Su libro guía te hará tomar notas en los márgenes y querer recordar cada información que él comparte. Así que prepara tu resaltador y bolígrafo mientras recorres este viaje para recuperar tu vida».

Dr. Lynn Jennings, Jennings & Associates Counseling Services y Centro de Ciencias de la Salud de Texas Tech University

«El Dr. John Delony ha dedicado su carrera a buscar formas de traer gozo, paz, conexión y salud a los miembros de su comunidad. Ha buscado incansablemente nuevas herramientas para perfeccionar su habilidad en cada fase de su trayectoria, y su libro Construyendo una vida sin ansiedad es la culminación de tal esfuerzo. Es una integración magistral de los conceptos de sus primeros dos libros, reunidos de manera práctica para dar a sus lectores (y oyentes) las herramientas concretas y los pasos necesarios para ayudarlos en el camino de liberación de las cadenas de la ansiedad».

Jeffrey D. Smith, MD, profesor asistente en Frist College of Medicine, Belmont University

Para Sheila—
Mi luz en la oscuridad.
Mi aventura de toda la vida.
Mi amor.
Mi hogar.

Para Hank y Josephine—
Mis latidos.
Mi risa más profunda, mi alegría, mi amor y mis locuras.
Mis dones más grandes y mi misión más grande.
Mi esperanza para el futuro.

Para David y Addell Delony—
Construyeron su legado sobre las cenizas de una gran guerra.
Permanecieron casados por más de 70 años.
Ustedes enseñaron, se mantuvieron firmes, rieron y amaron.
Me dieron un mapa para una vida sin ansiedad.

CONTENTS

PRÓLOGO POR DAVE RAMSEY

Yo tengo ansiedad. Tú tienes ansiedad. Todos tenemos ansiedad. La pregunta no es si tenemos ansiedad; es cuánta tenemos y qué debemos hacer con ella. Solo tienes que mirar más allá de tus narices y verás a alguien luchando con algún grado de ansiedad. ¿La están manejando bien? ¿Está arruinando su vida? ¿Están fuera de control? ¿O son funcionales? Cuando me miro en el espejo, puedo hacerme las mismas preguntas.

El hecho es que somos la cultura más estresada, cargada de ansiedad y fuera de control de la historia. Y la paradoja es que tenemos la mayor prosperidad que jamás hayamos tenido y no deberíamos estar preocupados. La mayoría de las personas no tienen que preocuparse por comida, refugio o ropa, y sin embargo, todas las estadísticas de desesperación aumentan: suicidio, depresión, ansiedad. Dondequiera que miremos, hay señales de ansiedad, y está arruinando las vidas de muchísimas personas.

Al notar este aumento de la ansiedad en los últimos años, lanzamos una lectura rápida en Ramsey con el Dr. John Delony titulada Redefining Anxiety. Después de que se vendiera cientos de miles de copias, nos dimos cuenta de que

John tenía mucho que decirnos a todos sobre la ansiedad: cómo definirla y cómo lidiar con ella.

En este siguiente libro, Construyendo una vida sin ansiedad, John profundiza más. Nos presenta de manera brillante no solo una definición convincente de la ansiedad, sino también las seis elecciones que podemos tomar para prácticamente eliminarla de nuestras vidas. Creo que es el mejor material que he leído para lidiar con uno de los mayores problemas que enfrenta nuestra cultura.

Como verás, John no tiene miedo de compartir su viaje personal al lidiar con la ansiedad. Tampoco teme adoptar un enfoque tradicional de libro de texto psicológico sobre la ansiedad, mientras que al mismo tiempo cuestiona muchos de esos enfoques tradicionales. La mezcla es refrescante y empoderadora... y hará que a algunas personas del mundo de la psicología les cueste trabajo aceptar sus conclusiones. Sin embargo, a quienes estamos en el mundo real nos encantan sus conclusiones, porque son aplicables, están repletas de sentido común y siguen un sólido constructo intelectual.

La perspectiva que obtenemos de Construyendo una vida sin ansiedad no se basa en la premisa de que existe una vida sin ansiedad. La vida no está *desprovista de ansiedad*. Más bien, se trata de entender que es posible vivir una vida *con menos ansiedad* al tomar decisiones intencionales. Es reconocer que siempre habrá dificultades en algún área de nuestras vidas. Las situaciones siempre nos van a salir al paso y tenemos que lidiar con ellas. Pero las siete decisiones que John describe nos dan la capacidad de manejar eficazmente la inevitable embestida de las dificultades de la vida y la ansiedad que las acompaña.

En la medida en que comprendamos estas decisiones y las observemos diariamente, nuestras vidas se volverán más alegres y más funcionales, y nuestras relaciones mejorarán. En la medida en que sigamos estas decisiones, experimentaremos paz como nunca antes.

Me entusiasma el viaje que estás por comenzar. Estás a punto de construir y vivir una vida que quizá no creías posible. Pero construir una vida sin ansiedad es posible. Y en las siguientes páginas, John te mostrará cómo hacerlo.

INTRODUCCIÓN

BALA DE CAÑÓN

«It's not hard to fall, when you
float like a cannonball...»

[No es difícil caer, cuando flotas
como una bala de cañón...]

Cannonball, Damien Rice.

La primera vez que respondí a una llamada durante un programa de radio en vivo fue frente a millones y millones de personas, en el segundo programa de radio más grande del país. Y no tenía experiencia en radio. Cero. No sabía cómo hablar de manera concisa, cómo entrar y salir de las pausas comerciales... nada de eso. Estaba totalmente expuesto, como en ese mal sueño donde estás dando una presentación en la preparatoria, miras hacia abajo y de repente te das cuenta de que no llevas ropa. Era un programa de consejos telefónicos, y fracasé estrepitosamente en mi primera llamada. Todavía recuerdo quedarme paralizado cuando la persona me hizo una pregunta cómicamente sencilla.

Durante el resto de la transmisión fui un desastre total, a veces mis respuestas no tenían mucho sentido y desarrollé extraños tics vocales. Una persona llamó al programa para quejarse de mí, diciendo que parecía un pez fuera del agua.[1] Pero el tren siguió avanzando. Y con la excelente orientación de Dave, James y el equipo de producción, además de algunos de mis otros colegas, comencé a agarrarle el ritmo. Era como cambiar el aceite del auto mientras vas a toda velocidad por la autopista.

Esto fue en el verano de 2020, y la gente llamaba al programa para hablar sobre lo ansiosos, preocupados y agobiados que se sentían. Parecía que todo el mundo estaba ansioso.

Sobre el COVID.

Sobre los confinamientos.

Sobre usar mascarillas o no usarlas, vacunarse o no vacunarse, pasaportes sanitarios y cifras de muertes en aumento.

Sobre los innumerables empleos que se esfumaron de la noche a la mañana y cómo perdieron su sustento, sus ingresos, su sentido de comunidad y, en muchos casos, su dignidad básica. Y dado que millones y millones de estadounidenses apenas llegan a final de mes y tienen pocas, si es que alguna, relaciones fuera del trabajo, las personas estaban ansiosas por su propia existencia.

---

[1] Les puse la grabación la queja a mis hijos y les pareció lo más gracioso que habían escuchado en su vida.

Tenían miedo por sus hijos con dificultades, sus matrimonios desmoronándose, cómo hacer malabarismos con un segundo trabajo como maestros en casa, dar a luz en el hospital completamente solas o no poder visitar a familiares mayores que estaban falleciendo. A millones y millones de personas les dijeron que no eran esenciales. La vida era caótica.

El mundo estaba electrizado y cargado.

Y esto no era una proyección ni una exageración. Yo también lo sentía. En mi propio hogar.

Sin tiempo para el romance o la conexión, mi esposa y yo rápidamente nos convertimos en cogerentes de nuestra casa. Vi a mis hijos sepultados por las clases en ZOOM y, como alguien que dedicó toda su carrera antes de la radio a estudiar y trabajar con jóvenes y sus familias, me inquietaban profundamente los efectos desastrosos que esto tendría en su desarrollo educativo y social.

Yo también me sentía terriblemente solo.

Podía enviar mensajes de texto y compartir memes, pero extrañaba desesperadamente a mis amigos. Y los abrazos. Y los golpecitos en el brazo. Y reír tan fuerte que no podía respirar. Y los desacuerdos cara a cara sobre temas difíciles de la vida y quién iba a pagar los chips de maiz y la salsa. Me estaba apagando.

Llegué a conocer a mis vecinos. Tuvimos parrilladas con distanciamiento social, reuniones en las entradas de nuestras casas y nos comprábamos víveres unos a otros. Pero bajo las cortesías, y después de todas las adaptaciones que la vida requería solo para sobrevivir otra semana más, las alarmas de mi ansiedad y depresión sonaban sin parar.

Las tuyas también sonaban.

TODO SE DESMORONÓ

El COVID no nos dio ansiedad a todos. Vertió gasolina sobre un incendio creciente que ha estado ardiendo durante años. Dependiendo de qué datos examines, entre un cuarto y la mitad de la población de Estados Unidos reporta que sus vidas están afectadas por la ansiedad, el estrés o el agotamiento. La ansiedad está en todas partes.

Antes de continuar, quiero asegurarme de que estamos usando el mismo lenguaje. Cuando hablo de ansiedad, me refiero a todo lo relacionado con esta palabra. Sí, estoy hablando de la ansiedad clínica, las fobias y la ansiedad social. Pero también me refiero a la preocupación y el miedo paralizantes, al estrés crónico y al agotamiento, y a cómo nuestras vidas se han visto inundadas de niveles constantes y elevados de amenazas y caos. La ansiedad ya no es solo un término clínico, ahora forma parte del vocabulario cultural común. Abarca todo, desde los ataques de pánico hasta sentirse solo, enojado, asustado o sintiendo ese zumbido constante de bajo nivel que nos advierte que algo grande, aterrador e invisible se aproxima. Así que, para los propósitos de este libro, en vez de enredarme en terminologías diagnósticas, lo llamaré todo simplemente ansiedad.

Que no te quede duda: están pasando cosas. Se avecinan grandes cambios. La mayoría de nosotros tenemos razón al sentirnos asustados a veces. El mundo siempre estará cambiando, tanto en saltos enormes como de maneras torpes y torcidas.

Pero esta no es la razón por la que todos están inquietos, ansiosos y estresados.

Estamos inquietos, ansiosos y estresados porque hemos creado un mundo en el que nuestros cuerpos no pueden existir. No fuimos diseñados para relaciones digitales y físicamente distantes. Nuestros cuerpos no pueden manejar las innumerables emergencias apremiantes y tragedias de la vida, el aluvión de trauma global interminable, y los incesantes timbres, clics y campanillas de notificaciones, podcasts de crímenes, aprendizaje en línea y una carrera armamentística de inteligencia artificial, todo al mismo tiempo. Los seres humanos nunca antes habíamos tenido que vivir en un mar infinito de información, oportunidades, opciones de pareja, comida y movilidad. Es un tsunami de cosas tanto maravillosas como aterradoras. Simplemente tenemos tanto… de todo.

Estamos tratando de mantenernos vivos con una mezcla de cortisol, adrenalina y dopamina inmerecida, y como dice el gran Dr. Bessel van der Kolk, el cuerpo lleva la cuenta de todo esto.

En este nuevo mundo, *donde todo sucede a la vez*, nos hemos equivocado en cómo responder. Ya ni siquiera sabemos cómo luce la esquiva «buena vida». Como consecuencia, las cosas que hemos estado haciendo para reducir o resolver nuestra ansiedad no están funcionando. En lugar de liberarnos para prosperar como esperábamos, con frecuencia nuestros esfuerzos ni siquiera nos mantienen a flote. Estamos poniendo curitas sobre heridas de bala. No es de extrañar que sintamos que todo se está desmoronando.

NO ES EL PROBLEMA

Un día, mientras era copresentador de *The Ramsey Show*, un oyente quería saber cómo deshacerse de su ansiedad. Estaba asustado y tenía muchas cosas sucediendo en su vida, y seguía hablando de sí mismo como una máquina descompuesta que necesitaba ser reparada. Después de escucharlo por un rato, finalmente le dije:

—Señor, con todo respeto, la ansiedad no es el problema aquí.

Durante la pausa comercial, me quité los audífonos y me volví hacia Dave Ramsey, el copresentador, y le dije:

—Todos siguen preguntando sobre la ansiedad. La ansiedad no es el problema. La ansiedad es solo el sistema de alarma que le avisa a la gente que las cosas están fuera de control. Las personas han creado vidas muy ansiosas, y sus cuerpos están tratando de llamar su atención.

Durante años había estado diciendo esto a cualquiera que quisiera escuchar, estudiantes, clientes de consejería, colegas… incluso a mí mismo. La ansiedad es solo una alarma de humo que te avisa que algo en tu casa está en llamas. La alarma no es el problema. El fuego lo es.

Dave respondió: —Necesitas escribir eso. Ahí está tu primer libro.

Y así fue.

En el verano de 2020, escribí una lectura rápida de 65 páginas titulada *Redefining Anxiety*. Mis amigos la llamaron un folleto. Mi mamá la llamó una obra maestra. Mi pequeña hija simplemente se río y dijo:

—Papá… eso no es un libro.[2]

Era una mirada directa sobre lo que es y no es la ansiedad, y cómo enfrentarla tanto a corto como a largo plazo. Escribí el libro porque las personas estaban sufriendo, y sabía que otro trato científico sobre este tema no iba a ayudar a nadie. Todos necesitábamos, especialmente yo, un entendimiento rápido y sencillo de los mitos que rodean la ansiedad, las verdades sobre ella y, en definitiva, cómo recuperar nuestra vida.

Redefining Anxiety despegó.[3] El libro tocó una fibra sensible y encontró su camino hacia hogares, bolsos, guanteras y aulas de todo el país. Me contactaron consejeros, psicólogos, médicos y líderes empresariales que compraron cajas para distribuirlos entre sus pacientes, clientes y empleados. Supe de padres de adolescentes, personal militar en servicio activo y personas de la tercera edad. Todos parecían preocupados por lo que estaba sucediendo con sus mentes, cuerpos

---

[2] Estoy aprendiendo en tiempo real que pocas cosas te aterrizan más rápido que una hija de siete años con una opinión bien formada.

[3] ¡Ciertamente, era una locura!

y familias. Y la mayoría de las personas estaban agradecidas por un nuevo paradigma, una nueva forma de ver la ansiedad y lo que podían hacer a continuación.

Te cuento lo que pasa. Sabía que las personas estaban ansiosas. Lo sabía porque siempre estoy sumergido en las últimas investigaciones sobre salud mental, y porque tengo dos décadas de experiencia trabajando con personas en las experiencias más complicadas y caóticas de sus vidas. También había estado viajando recientemente por todo el país, reuniéndome a puerta cerrada con trabajadores de la construcción, padres y madres de familia, ejecutivos universitarios, líderes empresariales, maestros, estudiantes y multimillonarios. Lo estaba escuchando en todas partes. Parecía que el mundo se estaba incendiando a nuestro alrededor.

Y por primera vez en años, yo también me sentía así de nuevo.

Recuerdo claramente estar sepultado por mi propia ansiedad: Incapaz de dormir a pesar de niveles crecientes de agotamiento. Compartiendo la cama con la mujer que me amaba, pero aun así sintiéndome completamente solo. Paranoico, pensando que «todos vienen por mí» o que «todo se está derrumbando», mientras sentía la vergüenza y la desesperación de que «esto es mi culpa y no puedo hacer nada al respecto».

Hablo tan a menudo sobre la ansiedad porque la veo en todas partes. La veo en mis amigos, en mi familia y en el espejo. Escucho de ti y de cuánto estás sufriendo, y recuerdo cómo la ansiedad dejó cicatrices en mi matrimonio, en mis relaciones con mis hijos, en mi trabajo y en la confianza en mí mismo.

Y ahí estaba, volviendo de entre los muertos, como el villano de una película de terror.

UN LIBRO DIFERENTE

Así que tú y yo… estamos juntos en esto.

No te estoy dando un sermón; estoy caminando junto a ti. He dejado fuera toda[4] la jerga de consejería y psicología, y las interminables proposiciones teóricas. Personalmente, como ex nerd académico, encuentro gran valor en las teorías y las ideas. Creo que tienen su lugar en el mundo. Pero no aquí. Son excelentes para la contemplación y la investigación. No las encuentro útiles cuando mi amigo está llorando o cuando tengo el estómago revuelto por el miedo y el estrés.

Lo que estás a punto de leer no es otro libro más de psicología popular ni un manual sobre cómo estar menos ansioso en el momento.[5] Este libro explora los cimientos debajo de la casa. Vamos a llegar a la raíz del problema de manera directa.

A medida que el mundo se ha vuelto cada vez más complejo y caótico, nuestras mayores preocupaciones están transformándose. Antes recibía con frecuencia preguntas como «¿Cómo puedo ayudar a mi hijo con su TDAH?» o «¿Puedes

[4] Está bien, está bien... *la mayoría* de la jerga, no toda.

[5] *Redefining Anxiety* está pensado para ayudar a quienes están experimentando ansiedad o estrés agudo en este momento.

ayudarnos a mi esposo y a mí a recuperar 'esa sensación de amor'?»

Ahora la gente se pregunta, en silencio, con los ojos muy abiertos por un miedo existencial:

«¿Alguna vez podré dormir toda la noche otra vez?»

«¿Ha encallado la democracia?»

«¿Cómo mantengo la cordura en un mundo que se ha vuelto loco?»

«¿Qué esperanza puedo ofrecerles a mis hijos para su futuro?»

Todos están ansiosos.

En las siguientes páginas, quiero que abordemos la raíz de preocupaciones como estas que se han vuelto tan parte de la vida cotidiana.

Y también abordaré la esperanza.

Mientras lees este libro, no olvides…

Este es un libro sobre esperanza.

Escúchame fuerte y claro: Tengo muchas esperanzas sobre lo que viene en tu vida, en tus relaciones y en nuestro mundo.

Así que, si estás buscando información sobre diagnósticos, función y química cerebral, o los mecanismos biológicos, sociales y fisiológicos de la ansiedad de brillantes investigadores, científicos y profesionales clínicos de todo el mundo, te invito a elegir entre los millones de libros, artículos y podcasts que existen sobre la ansiedad y la alimentación hasta la ansiedad y el duelo, la ansiedad y la salud, la ansiedad y la medicina, y prácticamente cualquier otra cosa que puedas imaginar. Pero he descubierto que explicar la interacción entre el cortisol y la epinefrina no ayuda a la madre soltera agotada de tres hijos que no logra calmar los fuertes latidos de su corazón. Una elegante discusión sobre el eje HPA, la recaptación de serotonina, la modulación de dopamina y una amígdala hiperactiva es la menor de las preocupaciones del camionero de ruta que extraña tanto a sus hijos que no puede respirar. O de la estudiante de enfermería que no puede detener el huracán de pensamientos que dan vueltas en su mente. O del hombre que se encuentra gritándole al conductor que va delante por ir demasiado lento, demasiado rápido o demasiado lo-que-sea, simplemente está furioso.

A fin de cuentas, aunque nos digan que los índices de ansiedad están subiendo y subiendo para todos, en todas partes, *la ansiedad no es el problema* para la gran mayoría de nosotros. El fuego que está activando todas las alarmas de humo es el problema. Y todos nuestros intentos de armar la combinación correcta de podcasts, libros de autoayuda, medicamentos recetados y sesiones de consejería bimensuales para mantenernos cuerdos, o simplemente para seguir vivos, no están apagando los incendios. Estamos intentando flotar como una bala de cañón.

Lo diré sin rodeos porque hay demasiado en juego:

Lo que estamos haciendo no está funcionando.

Lo que *sí* funcionará es la lucha tenaz y encarnizada por la verdad. Y redescubrir los antiguos caminos recorridos por millones de viajeros agotados a través de los siglos que, mientras se trasladaban de un lugar a otro, tomaron sus circunstancias y crearon algo un poco mejor que lo que habían heredado.

Lo que funcionará es explorar las decisiones que cada uno de nosotros puede tomar, día a día, para crear una vida más pacífica, alegre y sin ansiedad.

CHIPS CON QUESO

Como dije anteriormente, estoy caminando contigo, no hablándote. No voy a darte una conferencia, yo mismo todavía estoy tratando de entender parte de esto. Piensa en este libro como una conversación entre tú y yo, disfrutando de unos buenos chips con queso.[6] Tú y yo, descubriendo cuál será el siguiente paso correcto. Reimaginando hacia dónde vamos a partir de aquí. Y cómo podrían ser nuestras vidas si dejáramos de ignorar las alarmas de humo y empezáramos a combatir el incendio con preguntas honestas como:

«¿Por qué mis alarmas de ansiedad suenan todo el tiempo?»

«¿Por qué siento que estoy en un ciclo interminable de culpa, enojo e impaciencia?»

«¿De dónde vino mi adicción a la comodidad y la evitación?»

«¿Por qué las personas que más amo se están derrumbando a mi alrededor?»

No me importa quién eres, qué te ha sucedido, qué has hecho o hacia dónde crees que va tu vida: nunca es demasiado

---

[6] Hirviendo a fuego lento, con trozos de carne y buen queso, y no solo *jugo de queso naranja*, como dice uno de mis pensadores favoritos, Andrew Peterson. Qué asco. Si a ustedes les gusta así, por favor, háganlo mejor.

tarde para cambiar tus relaciones, tu entorno, tus decisiones o tu vida. Y el cambio puede comenzar ahora mismo.

Mereces hacer cambios.

Es hora de empezar a resolver para alcanzar la libertad. Tendrás que tomar decisiones, tanto simples como profundamente desafiantes. Pero esas decisiones te permitirán construir algo nuevo: una vida sin ansiedad.

Al decidir cada día ocuparte de tus relaciones, tu entorno personal, tu salud y sanidad, y tu mentalidad y emociones…

Puedes dejar de huir.

Deja de resistir.

Deja de esconderte.

Puedes reconocer las alarmas.

Identifica su origen.

Y, lo creas o no, date la vuelta y enfrenta directamente las amenazas que causan ansiedad con la seguridad de que eres capaz de responder de formas que te brindarán un nuevo tipo de vida para ti, tu familia, tu comunidad y mucho más.

Estamos hablando de cambiar tu árbol genealógico.

Aspiramos a una vida que enfrenta y acepta el dolor, las desilusiones y el duelo, y que aun así encuentra alegría, comunidad, posibilidad y esperanza… sin importar lo que venga después.

¿Te animas?

¡Vamos!

CAPÍTULO 1

NOSOTROS NO INICIAMOS EL INCENDIO… CORRECTO?

Subí por la entrada y entré a mi desordenado garaje. Presioné el botón que tenía sujeto a la visera del auto y esperé a que la puerta del garaje bajara. Después de unos minutos, la única bombilla de luz se apagó. Mis manos seguían en el volante cuando me di cuenta de que estaba sentado en total oscuridad.

Respiré hondo, pero no hice ningún movimiento para salir del auto. *Todavía no.* Sentía como si tuviera una especie de presión alrededor de la base de mis pulmones. No podía recobrar el aliento.

Saqué mi teléfono y comencé a desplazarme por los sitios de noticias. Todo eran noticias terribles, catastróficas.

Mi corazón comenzó a latir más rápido. Estaba sentado en silencio.

Cerré el navegador y revisé mi correo electrónico. Lo había visto justo antes de salir de la oficina, no hacía más de 15 minutos. Pero lo revisé de nuevo de todos modos. Por costumbre. Sorprendentemente, tenía varios mensajes nuevos, y un asunto llamó mi atención. El correo decía «re: Reunión de Presupuesto».

Mi estómago se hundió con una sensación cálida y pesada. Sentí como si alguien estuviera parado en la esquina de mi garaje oscuro con un hacha.

Sabía que nadie intentaba matarme. Incluso murmuré para mí mismo: —No hay *nadie con un hacha*... ¡cálmate!— Aun así, tomé unas cuantas respiraciones profundas más antes de salir del auto.

Abriéndome paso entre el desorden de mi garaje, abrí la puerta y encontré a mi esposa en la mesa de la cocina. Inmediatamente comencé a relatarle minuto a minuto mi día, informándole quiénes eran los idiotas en el trabajo, quiénes no sabían lo que hacían y quiénes le estaban siendo infieles a sus esposas. Y lo más importante, le di mi último discurso sobre una nueva *investigación*[7] de una dieta que me ayudaría a concentrarme mejor, perder peso, convertirme en un mejor hombre... Ah, sí, y también que quería plantar un enorme huerto en nuestro diminuto patio trasero en caso de que hubiera una escasez mundial de alimentos.

---

[7] Y para que quede claro, por "investigación" me refiero a algún artículo en internet con el que me topé por ahí, algún correo reenviado que me llegó, o alguna conversación que escuché de pasada mientras hacía fila para el café. Estaba buscando a cualquiera, en cualquier lugar, que confirmara lo que yo quería creer. Era ridículo.

Mi esposa se esforzó por prestar atención, pero no era fácil seguirme el ritmo.

Ella me preguntó si había enviado los pagos del préstamo estudiantil y si había pagado las facturas de la tarjeta de crédito. Me quedé pensando por un minuto. No lo recordaba, así que inventé algo. *«Sí» sobre la tarjeta de crédito, creo; «no» sobre uno de los préstamos estudiantiles. Verificaría eso más tarde.*

Después de cenar, estaba viendo televisión y navegando por internet sin pensar. Terminé comprando unos zapatos con una de nuestras tarjetas de crédito. Tan pronto como vi la confirmación de mi compra, una ráfaga de energía recorrió mi cuerpo. Se sintió bien, como si esos zapatos fueran a resolver algo. Entonces se me ocurrió revisar el saldo de nuestra tarjeta de crédito.

Ay, no. Estábamos a $50 del límite máximo.

Entonces llegó la vergüenza. Me inundó por completo y me atravesó.

Debíamos tanto dinero. Varios cientos de miles de dólares.

Odiaba deberle dinero a la gente. Préstamos estudiantiles, tarjetas de crédito, nuestra hipoteca y mi camioneta usada... era demasiado. Pero las dificultades económicas no eran el único problema.

Adondequiera que miraba, no encontraba mucho que me hiciera sentir bien. Estaba aumentando de peso, no tenía amigos cerca aparte de las personas con las que trabajaba, y me quejaba y lamentaba por todo. En el trabajo, siempre estaba lloriqueando porque sentía que no me valoraban.

Estaba convencido de que yo era MUCHO mejor en mi trabajo que mis colegas que tenían mejores títulos y ganaban salarios más altos.

Alrededor de las 11:15 p.m., tomé mis medicamentos recetados para dormir y finalmente me desvanecí en el agujero negro de inconsciencia de un sueño químicamente inducido.

¡NO! ¡NO! ¡NO! ¡NO! ¡NO! ¡NO!

Mis ojos se abrieron de golpe y desperté instantáneamente, con el corazón latiendo como un martillo neumático. Mi cuerpo, dolorosamente agotado, reaccionaba con lentitud, lo que aumentaba el pánico en mi mente. En algún lugar profundo de mi cerebro, mi amígdala intentaba mantenerme alerta. ¡PELIGRO!

Tanteé por el suelo buscando mi teléfono para ver qué hora era. Tenía una pila de libros, algo de ropa y varios aparatos para *biohacking* en mi lado de la cama, y seguí golpeando cosas hasta que finalmente logré agarrar mi teléfono.

1:37 a.m.

Me quedé mirando los números luminosos.

Habría jurado que eran las 6:00 a.m.

Ni de cerca.

—¡Ya basta! —susurré con frustración, tratando de no despertar a mi esposa—. ¡CADA NOCHE!

Apartando el desorden, me arrastré fuera de la cama y fui a la sala. Sabía que ya no dormiría más por esa noche y quería aprovechar el tiempo.

Me senté en el sofá y me cubrí con mi nueva manta con peso para la ansiedad. Volví a abrir mi laptop y regresé a los sitios de noticias, haciendo clic y deslizando por más malas noticias y desgracias. Respondí a una avalancha de correos de trabajo y luego jugué algunos juegos en mi teléfono hasta que me fui adormeciendo alrededor de las 3:30 a.m.

Cuando la alarma de mi teléfono sonó, sentí como si me sacaran del fondo del agua. Eran las 5:30 a.m. Como un buen soldado, me levanté, salí tambaleándome de la casa y conduje hasta el gimnasio. Porque eso era lo que se suponía que debía hacer.

No era simplemente un día pésimo y terrible en particular.

Así era todos los días.

Esta era la vida que yo había creado.

En gran parte, realmente trataba de hacer lo que me decían que hiciera. Los préstamos, los trabajos, la casa, los autos, los medicamentos para dormir, la política y «no te pierdas ni un segundo de las noticias...»

Y estaba destruyéndome a mí y a los que amaba.

Así que imagina mi sorpresa cuando, más de una década después, descubrí: esta no es solo mi vida. Esta es la vida de casi todos.

En alguna versión de la ansiedad u otra, millones de ustedes no están durmiendo, se están ahogando en deudas, siendo golpeados por el trauma y el dolor, sintiéndose solos o inseguros, y no tienen límites.

Vivimos vidas ansiosas, y nos está destruyendo.

CÓMO LLEGAMOS AQUÍ

Durante las últimas dos décadas, he conversado, aconsejado, guiado o acompañado a personas de todos los ámbitos de la vida.

Padres cuyos hijos no han cumplido con sus expectativas.

Niños que son responsables de asegurarse de que papá no se enoje o que mamá no se sienta sola.

Viudas afligidas que intentan reconstruir sus vidas de las cenizas.

He mirado a padres a los ojos y les he dicho que su hijo ha fallecido.

He visto a personas derrumbarse tras sufrir abuso, perder su trabajo o descubrir que su cónyuge les ha sido infiel.

He oficiado o asistido a más servicios funerarios de los que puedo recordar.

He estado con personas que no tienen suficiente dinero para comer y no tienen a nadie a quien llamar. Personas que han sido agredidas y abusadas sexualmente. Personas que han sido marginadas y pisoteadas por no verse o vivir como los demás.

También he pasado incontables horas con personas cuyas vidas aún no están reducidas a cenizas, pero los incendios ya están ardiendo y no pueden respirar por el humo.

Personas endeudadas hasta el cuello que, después de las clases de clarinete, las competencias de fútbol, el recital de danza escolar y un aumento más en la matrícula, se encuentran sin un respiro financiero.

Personas que hacen más trabajo por menos dinero, apenas con lo suficiente para llegar a fin de mes. Preocupados porque el aire acondicionado está en cuidados intensivos, la leche cuesta mil dólares el galón y los huevos se cotizan en Wall Street.

Al mirarme con detenimiento en mi propio espejo, así somos también mi familia y yo.

Tú, yo y todos nosotros.

Hemos creado vidas frenéticas, caóticas, como montañas rusas.

O nos hemos encontrado sumergidos en ecosistemas de ansiedad o hemos construido nuestras propias vidas ansiosas desde cero. Y en algún momento del camino, nos convencimos de que esto era libertad. O bien, sabemos que hay más en la vida, pero no sabemos a dónde acudir.

Estamos ansiosos camino al trabajo. Ansiosos de regreso a casa del trabajo.

Estamos pegados a nuestros teléfonos para ver las últimas cifras del mercado inmobiliario y bursátil. Si cae una ficha de dominó, todo el castillo de naipes se derrumba.

Hemos subcontratado el romance a *The Bachelor*, nuestros hogares a Chip y Joanna Gaines, nuestras vidas espirituales a Instagram y al método científico, y nuestros hijos a las niñeras digitales.

Les hablamos bruscamente a nuestros hijos, buscamos eliminar el estrés añadiendo cosas (una nueva agenda, una clase de yoga o una dieta de moda), usamos sustancias químicas para despertarnos por la mañana y dependemos de pastillas y bebidas para arrastrarnos hacia las oscuras aguas del sueño por la noche.

Mientras tanto, vivimos en un entorno para el que nunca fuimos creados.

Permíteme decirlo nuevamente de otra manera, porque esta es la premisa principal de este libro: **Hemos creado un mundo en el que nuestros cuerpos no pueden existir.**

Cada día, de mil maneras, nuestros cuerpos nos gritan, haciendo sonar las alarmas de que estamos desconectados y solos. No estamos seguros ni saludables. Hemos entregado toda nuestra autonomía, y ahora los jefes, las compañías hipotecarias, los suegros y los asesores académicos están controlando nuestras vidas.

Y entonces sucede.

Te encuentras con alguien en un hotel que no es tu esposa.

Estás sirviendo vodka en tu taza de café a primera hora de la mañana.

Inflas tus horas en tu hoja de registro en el trabajo.

O les gritas a tus hijos o te alejas de tu cónyuge, hundiéndote en una caverna silenciosa como un oso enfurecido.

Dejas de ir a la iglesia.

Tú y tu esposo dejan de tener intimidad. Tú y tu esposa no tienen un propósito común, son simplemente compañeros de casa con un título elegante, cada uno viviendo su propia vida en paralelo.

Renuncias a tu trabajo y luego suplicas que te lo devuelvan. A las tres semanas ya estás de nuevo en LinkedIn, buscando otras oportunidades.

Vendes tu casa, compras algo que sea más «a tu estilo» y te comprometes con una hipoteca que nunca terminarás de pagar.

¿Algo de esto te suena familiar?

No sabemos cómo llegamos aquí, qué estamos haciendo o hacia dónde ir a partir de ahora. Pero sí sabemos lo que es estar ansiosos, preocupados y paralizados por el miedo.

SIN LÍMITES

Lo primero que perdemos son nuestros límites. Dejamos de pensar críticamente por nosotros mismos y delegamos nuestros pensamientos y sentimientos a otros que no tienen nuestros mejores intereses en mente.

Permitimos que los políticos y las organizaciones nos digan a quién odiar. Dejamos que las redes sociales nos enfoquen en todo lo que nos falta. Permitimos que nuestros padres decidan dónde pasaremos las festividades y que nuestros hijos dicten lo que comemos. Dejamos que los publicistas prescriban cómo gastar nuestro dinero y que las escuelas evalúen qué está mal con nuestros hijos.

Y con el tiempo, todas estas voces se convierten en nuestra voz.

Le decimos a nuestro yo más joven, aquel con los sueños, las esperanzas y la imaginación radical: «Cierra la boca y regresa a tu habitación». Luego caminamos hacia la siguiente actividad ajetreada y anestesiante sin propósito, sin plan y sin saber por qué.

Escuchamos voces sin preparación, desinformadas o imprudentes, y las seguimos voluntariamente hacia la siguiente distracción. El último truco financiero o esquema para hacerse rico. El nuevo programa de ejercicios «con garantía de devolución». Un romance por internet. Una casa nueva o un auto nuevo. Una serie imperdible de Netflix.

Adormecidos.

Estamos fritos, exhaustos y completamente agotados.

¡POR SUPUESTO que hay un aumento masivo de ansiedad en nuestros hogares, en nuestras vidas y en nuestro mundo!

LA CUESTIÓN DE LA ANSIEDAD

Cuanto más tiempo paso con personas que sufren y estudio los detalles de la ansiedad, o de la mayoría de los otros diagnósticos de salud mental, en realidad, más me convenzo de que hay pocas personas, si es que hay alguna, que estén realmente «locas».

Por favor, escúchame.

No creo que estés loco.

No creo que estés descompuesto como una vieja bicicleta oxidada.

Y tampoco lo está ese primo tuyo que siempre te está pidiendo dinero, ni la chica de la secundaria que está en la cárcel, ni el muchacho que instaló ese «silenciador» extremadamente ruidoso en su auto deportivo.

Creo que las personas solo están tratando de encontrar

maneras de sufrir menos, ser escuchadas y vistas, encontrar seguridad, conectarse con otros y sobrevivir.

Y harán lo que sea necesario.

Hago lo que sea necesario.

Cuando la gente me hace preguntas sobre la ansiedad, rara vez me están haciendo preguntas diagnósticas o clínicas. Lo que me preguntan es:

«¿Qué le pasa a mi cuerpo?»

«¿Tengo alguna enfermedad?»

«¿Tendré que tomar medicinas para siempre?»

«¿Mi hijo es normal?»

«¿Mi matrimonio ha terminado para siempre?»

«¿Podré alguna vez sentirme cómodo en una habitación llena de gente?»

«¿Tengo alguna posibilidad de perder este peso?»

«¿El acoso se detendrá algún día?»

Preguntan si siempre tendrán miedo de decepcionar a su padre, o si podrán salir a comer o viajar en el metro sin sentir temor.

Preguntan si alguna vez podrán tener esperanza de amar de nuevo.

Están desesperados por saber si merecen ser amados.

Y aunque respeto estas preguntas y he pasado años haciéndomelas yo mismo, ahora estoy convencido de que, en la mayoría de los casos, son las preguntas equivocadas.

Son preguntas sobre humo y sistemas de alarma, no sobre incendios, vidas caóticas y restauración.

Por eso escribí este libro.

OSCURO, INCLUSO PARA MÍ

He releído este capítulo varias veces.

Se siente abrumador. Demasiadas listas. Demasiada información bombardeando al lector. Es oscuro, incluso para mí. No se siente que haya mucha esperanza.

En el borrador original, intenté comenzar este libro con algo de humor cómico y una historia divertida, pero sonaba falso. El mundo ha perdido la cordura y las cosas no son como podrían ser. No voy a huir de esa verdad.

O por el hecho de que tú y yo hemos construido una montaña rusa y decidido llamarla hogar, a pesar de que todo está de cabeza.

Pero también veo esperanza en todas partes.

Necesito que confíes en mí en esto.

No habría escrito este libro si no creyera que hay esperanza. Para ti, para mí, para nuestros hijos, para las personas que amamos y para nuestro mundo.

Lo he escuchado en miles y miles de personas. Lo he visto en mis amigos y vecinos. Lo he experimentado en mi hogar.

Hay luz que está surgiendo con fuerza.

Lo creo con todo mi ser.

Respira profundamente e imagina conmigo por un momento.

Despiertas en la mañana.

Te incorporas y respiras profundamente varias veces. Tu sueño fue profundo y reparador, como de costumbre. Te levantas de la cama y, en lugar de correr desesperadamente hacia la máquina de espresso, sales a dar un largo paseo o realizas una intensa sesión de ejercicios en tu gimnasio local. Y luego tomas un café, no porque lo necesites sino porque lo deseas. O te ríes del caos de preparar a los niños para la escuela, y tú y tu hijo pequeño tienen que cambiarse las camisetas porque una guerra de agua se salió juguetonamente de control.

Revisas el saldo de tu cuenta bancaria y tienes un fondo de emergencia en efectivo. No le debes nada a nadie, excepto tu hipoteca —o tal vez ni siquiera eso. Y aunque te sientes decepcionado por dejar tu trabajo debido a un jefe narcisista, no estás aterrorizado ni preocupado. Tienes ahorros para seis meses, opciones laborales y valores profundamente arraigados sobre tu propia valía.

Has hecho las paces con tu cuerpo, ya no crees que eres feo o repulsivo. Ni que no eres suficiente. Ni que nadie te amará jamás. Crees que mereces cuidarte. Y crees en la constancia y la disciplina por encima de las modas pasajeras y las soluciones rápidas.

Y no odias. Como cantan los Avett Brothers, «no guardes rencor». Amas y das sin reservas. Cedes el paso en el tráfico, supones lo mejor de los demás y eliges con sabiduría tus pocas batallas.

Le contestas bruscamente a tu esposa y levantas la voz a tus hijos. Pero inmediatamente detienes todo, te pones a su altura y te disculpas sinceramente, preguntando qué puedes hacer para reparar la relación.

Lloras abiertamente con tus amigos por la partida de tu papá.

Estableces límites para los días festivos, y te sientes sumamente culpable pero no resentido.

Tú marchas en las calles cuando necesitas marchar. Tú pasas de largo por los comentarios en redes sociales sin comentar. Tú experimentas el cambio como una oportunidad, no como algo de lo que huir.

Tienes conversaciones difíciles con un consejero o con tu grupo de amigos que se reúnen fielmente cada semana.

Dejas tu pueblo cuando es tiempo de algo nuevo, aunque sea todo lo que has conocido.

Eres resiliente, disciplinado y valiente. Y bondadoso, alegre, pacífico y paciente.

Esto, mis amigos, es una vida sin ansiedad.

LA ESTRATEGIA

Te cansarás de oírme decir esto, pero voy a seguir repitiéndolo: **La ansiedad no es el problema.**

El problema es que no estamos seguros, estamos desconectados, no estamos sanos y vivimos como si no tuviéramos voz en lo que sucederá después.

En este libro, voy a darte una estrategia para algo mejor que simplemente silenciar las alarmas de la ansiedad. Este es el camino para construir una vida sin ansiedad.

No te equivoques, yo no inventé este enfoque. No es alguna manifestación de un mapa de sueños ni una simple amalgama de redes sociales. Este camino está fundamentado en la sabiduría antigua, la neurociencia, la psicología y la fisiología, la aplicación en el mundo real y experiencias personales.

Como dije en la introducción, este camino ha sido recorrido durante siglos.

Necesitamos conocer el camino porque la vida es difícil. Realmente difícil. Seguirá lanzando golpes, codazos y patadas. Serás despedido, perderás a seres queridos y lastimarás a aquellos que te importan. Pero ya no podemos intentar evitar estas cosas malas. Debemos construir una vida resiliente, sin ansiedad, que nos permita absorber los golpes.

Y cada uno de nosotros recibirá golpes. Muchos.

La tasa de mortalidad en esta travesía llamada vida es del 100 por ciento. Ninguno de nosotros sale con vida de esta aventura.

Sin embargo, quiero alejar continuamente nuestra atención de la obsesión por arreglar nuestros ansiosos cuerpos, mentes y vidas, o por sanar de la ansiedad aguda (o incluso de algún diagnóstico ultra específico), y en su lugar enfocarnos en las vidas que hemos creado que siguen activando los sistemas de alarma innatos de nuestro cuerpo.

Preocupémonos menos por las alarmas y concentrémonos más en lo que las está haciendo sonar en primer lugar.

A partir del próximo capítulo, quiero transformar todo lo que crees saber sobre la ansiedad —cambiando la manera en que la ves, la entiendes y, en algunos casos, hasta cómo la experimentas. En el capítulo 2, profundizaremos en lo que es la ansiedad, lo que no es y cómo todos hemos terminado tan ansiosos y descontrolados. Si alguna vez leíste *Redefining Anxiety*, algo de esto podría resultarte familiar, pero no lo pases por alto. Será importante que todos estemos en sintonía mientras nos encaminamos por esta senda.

Redefinamos la ansiedad.

CAPÍTULO 2

REDEFINIENDO LA ANSIEDAD

En 2008, el presidente George W. Bush dio un discurso advirtiendo sobre el inminente colapso económico.[8] En ese momento, yo no tenía ni idea de lo que ocurría con el mercado de valores o la economía en general.[9] No tenía dinero, así que naturalmente pensé: —Esas cosas de economía no me importan—.

Estaba terriblemente equivocado.

Mi esposa y yo alquilábamos una pequeña casa de la universidad donde ambos trabajábamos. Teníamos una deuda

---

[8] Esto fue en una época en la que la gente confiaba en los presidentes y las ruedas de prensa eran verdaderos acontecimientos. Puede sonar difícil de creer, pero antes los estadounidenses solían estar de acuerdo o en desacuerdo con los políticos, mientras confiaban, en general, en que sus líderes tenían buenas intenciones para el país. Una rueda de prensa presidencial era de esas cosas que te hacían parar todo lo que estuvieras haciendo.

[9] Yo no me daba cuenta de prácticamente nada. Mi esposa asegura que eso no ha cambiado.

de seis cifras en préstamos estudiantiles, y yo la aumentaba desmedidamente para financiar otro título de posgrado más. Estábamos en una nueva ciudad con nuevos trabajos y nuevos colegas. En medio de la recopilación de datos para una tesis doctoral, saltaba de una dieta de moda a otra, trabajaba 70 horas a la semana y ni siquiera pensaba dos veces en renunciar a «lujos» como dormir y la vida en comunidad.

Intentaba triunfar a toda costa y destacarme en todo siguiendo la mentalidad de supermacho. Y no solo estaba agotado, sino que era agotador estar cerca de mí.

Caminaba por la sala cuando la televisión interrumpió nuestra programación habitual para mostrar una transmisión en vivo del presidente Bush, con semblante grave, en el podio. Recuerdo quedarme paralizado frente al televisor mientras el presidente de los Estados Unidos nos decía que nuestra nación estaba peligrosamente cerca de una implosión financiera. Señaló que todos sentíamos ansiedad.

Y recuerdo cómo el latido de mi corazón perdió el ritmo.

Realmente lo sentí.

El presidente seguía hablando, y sus palabras pronto se convirtieron en ese sonido incomprensible que hacen los maestros en las caricaturas de Charlie Brown.

Mi cuerpo entró completamente en modo primitivo. Los pensamientos y preocupaciones surgieron automáticamente, convirtiendo mi mente en una licuadora. Algo llamado «valores respaldados por hipotecas» amenazaba con enviarnos de regreso a la Edad de Piedra, y no había nada que ninguno de nosotros, ciudadanos comunes, pudiéramos hacer al respecto. Mi cuerpo quedó paralizado ante la idea de que algunas personas sin nombre ni rostro pudieran hacer negocios turbios en la trastienda de alguna institución bancaria y arruinar familias, empresas y el país entero. O que incentivos cortoplacistas, extendidos por múltiples sectores de una industria, pudieran derrumbarse sobre sí mismos y hacer que la gente lo perdiera todo.

De hecho, mientras escribo esto, mi corazón se acelera nuevamente. Mi cuerpo todavía recuerda.

Pero aquí no es donde comenzó la historia.

Retrocedamos unas décadas.

De vuelta a mi hogar de infancia. Un hogar lleno de amor, servicio comunitario, fe y angustia. Montones de angustia.

Angustia porque no teníamos dinero. Siempre estábamos pasando dificultades económicas.

Mi papá era oficial de policía, y mi comunidad no valoraba lo suficiente a los oficiales como para pagarles un salario digno. Nos privamos de muchas cosas y pusimos otras en tarjetas de crédito. Mis padres compartían una sola camioneta familiar usada, y vivíamos en una casa modesta. Aunque nunca nos faltó una comida y siempre tuvimos zapatos, sé que personas de nuestra iglesia nos ayudaron discretamente. Gente generosa nos daba excelente ropa usada en buen estado, nos compraba comidas, y un año, algunas personas entraron a nuestra casa y apilaron regalos de Navidad bajo nuestro árbol.

Desde que tengo memoria, he odiado el dinero. No realmente el dinero en sí, sino el estrés que causaba en nuestro hogar. Odiaba las cosas que no podíamos permitirnos. Odiaba la forma en que la falta de dinero parecía injustamente señalar a la comunidad que mi familia era de algún modo inferior. Odiaba cómo gastaba el dinero que ganaba cortando el césped en cuanto lo recibía, en un frenesí alimentado por la escasez.

El dinero se convirtió en sinónimo de vergüenza y escasez.

A medida que crecía, llegué a odiar los cargos, las tarifas y la ansiedad que venían con las tarjetas de crédito. Sin embargo, yo mismo aumenté el estrés financiero con mis propias decisiones idiotas y autodestructivas. Fui imprudente con los préstamos y los gastos. Me cavé un enorme hoyo financiero tratando de mantener las apariencias y disfrutar de las comodidades que sentí que me perdí en mi niñez. Intenté resolver el estrés de mi infancia por no tener suficiente con el estrés adulto de deber dinero en tarjetas de crédito, préstamos de auto y préstamos estudiantiles.

Años después, mientras veía el discurso del presidente, estas creencias y sentimientos resurgieron en la sala de nuestra pequeña casa de alquiler.

Entré en modo de supervivencia total en cuanto escuché sus palabras. No estoy exagerando. Terminé en el hospital algunos meses después. Mi cuerpo estaba en constante estado de huida, lucha y escondite, tratando desesperadamente de hacer algo respecto a algo sobre lo que no podía hacer nada, y yo me encontraba en completo caos, sin dormir, comiendo excesivamente, con un estrés y una furia que me hacían perder la razón.

Mi cuerpo intentaba hacerme saber que no estaba seguro. Que estaba solo. Que había cedido a otros las decisiones más importantes sobre mi futuro.

Esto era ansiedad.

ENTONCES, ¿QUÉ ES LA ANSIEDAD?

Antes de redefinir la ansiedad, primero tenemos que explorar cómo se les enseña a definirla a los proveedores médicos, profesionales de salud mental y compañías de seguros. Así que, lamentablemente, debemos explorar el DSM-5.

Conocido controversialmente como la biblia psiquiátrica, la quinta edición del Manual Diagnóstico y Estadístico de los Trastornos Mentales (DSM-5 por sus siglas en inglés) sugiere que «los trastornos de ansiedad... comparten características de miedo y ansiedad excesivos y alteraciones conductuales relacionadas». El manual continúa afirmando que «los trastornos de ansiedad difieren entre sí en los tipos de objetos o situaciones que inducen miedo, ansiedad o conductas de evitación, y en la ideación cognitiva asociada».[10]

Si crees que esto no está claro, ponte tu sombrero de cerebrito, porque se pone peor.

El DSM-5 divide los trastornos de ansiedad en diferentes tipos, como ansiedad por separación, mutismo selectivo,

---

[10] Asociación Estadounidense de Psiquiatría, *Manual diagnóstico y estadístico de los trastornos mentales, quinta edición, revisión del texto (DSM-5-TR)* (APA Publishing, 2022), p. 189.

fobias, ansiedad social y más. Coloca los trastornos relacionados con el estrés (como el estrés postraumático), los trastornos obsesivo-compulsivos, los trastornos alimentarios y muchos otros desafíos basados en la ansiedad y el estrés en categorías diagnósticas completamente separadas, aunque existe una superposición significativa en los síntomas, factores estresantes y respuestas. Esto a menudo resulta en comorbilidad diagnóstica, lo que significa que a una persona se le diagnostican múltiples trastornos psicológicos al mismo tiempo.

Si en algo te pareces a mí, esto te parecerá muy poco útil.

En lo personal, no me agrada la manera excesivamente sofisticada en que el DSM fragmenta y disecciona la experiencia humana. Es como si hubiéramos derramado leche en el suelo y todos estuviéramos parados alrededor discutiendo sobre ello, hablando del tema, nombrando diferentes tipos de derrames, tratando de formular teorías sobre derrames y la historia de los derrames... y nadie está limpiando la leche.

¿Qué estamos haciendo?

Y antes de que mis colegas profesionales de la salud mental comiencen a lanzarme piedras, sí creo que los manuales de diagnóstico tienen un papel que desempeñar. Ayudan a los profesionales a comunicarse entre sí en un lenguaje común, permiten a los investigadores mantener la consistencia dentro y entre estudios de investigación, y facilitan que las compañías de seguros paguen a los proveedores de salud mental por sus servicios.[11] Para los profesionales,

[11] La mayoría del tiempo, aunque admito que no siempre, me sirve el DSM más o menos lo mismo que un ataque repentino de diarrea

las codificaciones, tablas y gráficos pueden resultar útiles en ciertas aplicaciones. Y sí, un diagnóstico puede ser útil para alguien que está sufriendo. Le pone nombre al dragón y etiqueta los desafíos de una persona. Bajo el cuidado de un profesional capacitado, puede proporcionar una dirección para el tratamiento. Pero en general, no me gustan estas etiquetas por varias razones.

Primero, a menudo no representan la experiencia humana. La respuesta de nuestro cuerpo ante el duelo, el estrés, los traumas de la infancia, la pérdida de empleo, los desafíos en las relaciones y los rumores de guerra no puede capturarse en una serie de categorías y códigos ordenadas. Segundo, sigo viendo cómo los diagnósticos se convierten en identidades (hablaremos de esto con más detalle en el capítulo 3). Las personas interiorizan su(s) etiqueta(s) diagnóstica(s) y dicen cosas como: «Tengo ansiedad», lo cual se convierte en una característica fija en sus corazones y mentes. Con el tiempo, esta identidad a menudo se convierte en el lente a través del cual se ven a sí mismos como personas rotas o disfuncionales. Finalmente, las personas diagnosticadas con trastornos de salud mental pueden tener que reportar sus diagnósticos en ciertas solicitudes de seguro, algunas solicitudes profesionales y en otros lugares. Cuando tratamos con personas reales que viven vidas reales, los fines muchas veces no justifican los medios.

---

en plena pista de baile. Más allá de sus usos profesionales, tener una copia del DSM funciona bastante bien como respaldo por si algún día se nos acaba el papel higiénico.

Tengo amigos y colegas que tienen opiniones divididas sobre este tema —y eso está bien. Lo que no está bien es esto: Convertir las respuestas del cuerpo a los desafíos de la vida en una serie de categorías clínicas no nos ha ayudado a controlar, sanar o siquiera hacer mella en las cifras. De hecho, durante la última década, la ansiedad se ha disparado. Como un cohete.

Los manuales no están ayudando.

Tenemos más «entendimiento» que nunca antes, pero colectivamente estamos más ansiosos y agotados que nunca. Nuestros hogares, nuestros cuerpos, nuestros hijos, nuestros lugares de trabajo, nuestros espacios públicos están ansiosos, ansiosos, ansiosos.

Es hora de reimaginar nuestras respuestas al problema.

REIMAGINANDO NUESTRAS RESPUESTAS

Hagamos un experimento mental.

Imagina que estás en el sofá, viendo repeticiones de *Seinfeld*. O *Yellowstone*, si prefieres las telenovelas al aire libre.

Estás postergando un proyecto enorme en el trabajo, tienes una tarea pendiente para el certificado de liderazgo que estás cursando y varias cargas de ropa sucia se acumulan en un rincón.

Has silenciado una llamada de tu mamá tres o cuatro veces, y tu esposa o esposo, quien todavía usa shorts cargo a pesar de que la policía de la moda claramente ha declarado el fin de todo ese look,[12] te está dando esas vibras de padre malhumorado de domingo, de «aléjate de mí».

Todo el panorama es aburrido. Especialmente los shorts.

De repente, de la nada, la alarma de humo de la cocina se activa. Es tan fuerte, como si alguien hubiera estacionado una ambulancia justo detrás de tu sofá y subiera el volumen de las sirenas.

Al principio, solo tratas de ignorarlo. Pronto, agarras los cojines del sofá y haces un sándwich con tu cara, intentando bloquear el sonido. Aun así, sigue siendo demasiado fuerte.

Notas que tu celular está vibrando y es tu mamá. Otra vez. Extiendes la mano y silencias la llamada. Otra vez.

Subes el volumen del televisor al máximo.

La alarma es escandalosa. Penetrante.

Te empieza a palpitar la cabeza y ahora te duele el estómago. Simplemente no para.

Tienes otra idea.

Tomas un rollo de cinta adhesiva y algunos cojines del sofá, te subes a una silla en la cocina y pegas firmemente los cojines alrededor de la alarma con la cinta.

Esto hace una gran diferencia. Te felicitas, bajas, vuelves a colocar la silla en su lugar y regresas a la sala para ver

---

[12] Jamás, *¡jamás!* voy a renunciar a mis shorts cargo. ¿Quién sabe cuándo podrían necesitarme para una excavación arqueológica o si Limp Bizkit me llama para tocar la guitarra en su gira de regreso?

tu programa. La alarma sigue sonando fuerte, pero no tanto como antes.

Aunque hay humo por todas partes y apenas puedes respirar, todavía alcanzas a distinguir el televisor. Regresas a donde estabas sentado y te concentras en los destellos de luz que atraviesan la neblina.

¡CRASH!

La habitación trasera de tu casa se derrumba. Hay humo por todas partes. Las alarmas a lo largo del pasillo trasero comienzan a sonar estridentemente, una tras otra.

Instintivamente tomas una silla y te diriges a la alarma más cercana. Insertas un destornillador, quitas la tapa de las pilas y las arrancas. La alarma deja de sonar. Sales corriendo por el pasillo, apresurándote de habitación en habitación, sacando las pilas de cada pequeño disco de plástico.

Ahhhh. Las alarmas ya están en silencio excepto la de la cocina, pero puedes soportar esa gracias a las almohadas y la cinta adhesiva.

Te vuelves a sentar en el sofá, apenas pudiendo respirar por el abundante humo, pero encantado porque finalmente lograste silenciar las alarmas. Subes los pies a la mesa de centro, te preparas una bebida, apartas el humo del área a tu alrededor con la mano y continúas viendo el programa.

De repente, el techo se derrumba sobre la mesa del comedor. El panel de yeso, el aislante y la lámpara de techo caen estrepitosamente, arrancando las almohadas de la alarma. El techo se agita violentamente con las llamas, y ahora los gabinetes también están ardiendo.

Estás en un torbellino de ruido, fuego, llamas y humo. No puedes ver nada y no puedes respirar bien. Todo está ardiendo.

Tratas de disfrutar los últimos momentos…

Mientras tu hogar arde a tu alrededor.

Esto soy yo y esto eres tú.

Esto es: nuestras escuelas y partidos políticos, nuestras iglesias y familias.

Esto es ansiedad.

Entonces, ¿qué es la ansiedad?

Prepárense, damas y caballeros. *Redoble de tambores, por favor.*

La ansiedad es simplemente una alarma.

Eso es todo.

No lo digo a la ligera ni con falta de respeto. He visitado médicos y especialistas, y he tomado medicamentos para mi propia ansiedad debilitante. Tengo dos doctorados y he enseñado cursos de consejería a nivel de posgrado. También he caminado junto a innumerables personas ansiosas, estresadas y agotadas. Conozco la ansiedad de manera personal, intelectual y profesional.

La ansiedad es simplemente una alarma.

En el experimento mental anterior, estabas corriendo por todas partes, tratando de apagar las alarmas mientras tu casa se quemaba hasta los cimientos. Ignoraste el humo, las llamas y las llamadas telefónicas de un ser querido. Estabas obsesionado con apagar las alarmas y no podías pensar en otra cosa.

Y casi te cuesta todo.

Las alarmas

Las alarmas de ansiedad generalmente comienzan a sonar por una o más de las siguientes cuatro razones:

1. Tu cuerpo percibe que estás solo y desconectado de tus amigos, familia, comunidad o tribu. Te sientes solitario y por tu cuenta.
2. Tu cuerpo percibe que no estás seguro, o que un lugar, una persona o un grupo de personas no son seguros.
3. Tu cuerpo reconoce que está en un estado poco saludable, sobreestimulado, privado de sueño o luchando con límites relacionales y físicos, trauma, enfermedad, consumo de drogas, desregulación hormonal u otras preocupaciones de salud o sanidad.
4. Tu cuerpo entiende que no tienes autonomía en tu vida (debido a una relación o a tu entorno, por ejemplo). Alguien o algo más está tomando decisiones sobre cómo vivirás tu vida.

Considera esto: La ansiedad es generalmente la manera en que tu cuerpo intenta cuidarte y llamar tu atención. Con la perspectiva correcta, la ansiedad incluso puede considerarse una amiga. La Dra. Wendy Suzuki, profesora de Neurociencia y Psicología en la Universidad de Nueva York, piensa que la ansiedad es «buena».[13] Una amiga ruidosa, molesta y, a veces, brutalmente insistente, sin duda, pero una buena

---

[13] Wendy Suzuki, *Good Anxiety: Harnessing the Power of the Most Misunderstood Emotion* (New York: Atria Books, 2021), p. 5.

amiga de todos modos. La ansiedad solo está tratando de mantenerte vivo, seguro y alejado del peligro.

La Dr. Suzuki añade que la ansiedad es nuestra «respuesta psicológica y física al estrés… La ansiedad es una respuesta de amenaza innata que nuestro cerebro-cuerpo utiliza para protegernos».[14] Es el llamado a levantarnos y correr o quedarnos y luchar contra algún enemigo imaginario futuro o calamidad futura… énfasis en *futuro*.

El gran investigador y profesor de Stanford, Robert Sapolsky, describe la ansiedad de esta manera: «La ansiedad tiene que ver con el temor y los presentimientos, y con tu imaginación que se desboca… Es donde la vigilancia constante es la única esperanza de protegerte eficazmente».[15] En otras palabras, la ansiedad es la alarma que activa sentimientos e historias contra cualquier peligro futuro que pueda amenazarte. La ansiedad te llama a prepararte para la guerra.

Así que sí, la ansiedad es simplemente una alarma.

Pero las alarmas son ruidosas. La ansiedad es agotadora, poderosa y debilitante. Lo frustrante es que, mientras una parte de tu cerebro y cuerpo está ocupada haciendo sonar las alarmas, otra parte de tu cerebro y cuerpo entra en acción para silenciarlas. Esto crea un ciclo habitual, y las alarmas de ansiedad se vuelven automáticas.

Uf.

---

[14] Suzuki, *Good Anxiety*, p. 13, 16.

[15] Robert M. Sapolsky, *Why Zebras Don't Get Ulcers* (New York: St. Marten's Press, 2004), p. 319.

Hábitos y adicciones

Después de escribir *Redefining Anxiety*, conocí el trabajo del Dr. Jud Brewer, director de investigación e innovación del Mindfulness Center de la Universidad Brown y profesor en la Facultad de Medicina de Brown. Es un experto entre expertos que ha realizado extensas investigaciones sobre la ansiedad, la presencia plena y la transformación del comportamiento. El Dr. Brewer sugiere que la ansiedad, el sistema de alarma que reside en lo profundo de tu cerebro, es un «sistema de aprendizaje basado en recompensas»,[16] elegante en su simplicidad, pero extraordinario en su efectividad. Así, la ansiedad puede convertirse en un hábito.

No pases por alto lo profundo que es esto. Tus alarmas, según el Dr. Brewer, se convierten en un ciclo de retroalimentación de «desencadenante - conducta - recompensa».[17] En poco tiempo, la ansiedad puede convertirse en tu configuración predeterminada. He aquí un ejemplo:

> Mi cuerpo se activa por algún evento. Digamos que, en mi caso, es algo relacionado con el dinero. Esto dispara mis alarmas de ansiedad y envía mi cuerpo a un estado de lucha, huida o parálisis. Como respuesta, tal vez apago los medios de comunicación con el mal informe financiero para evitar por completo la

---

[16] Judson Brewer, *Unwinding Anxiety: Train Your Brain to Heal Your Mind* (New York: Avery, Penguin Random House, 2021), p. 31.
[17] Brewer, *Unwinding Anxiety*, p. 33.

> información. O quizás me lleno de ira y la descargo con algún repartidor que no tiene la culpa. O agarro una bebida y luego otra, o una bolsa de dulces. O compro algo solo porque sí. O me pierdo navegando hasta alcanzar un cómodo adormecimiento.
>
> Por un momento, mi cuerpo se siente bien. Las alarmas están en silencio. Experimento una sensación de superioridad. El subidón de azúcar. La euforia de comprar. Mi cerebro anhela la recompensa de sentirse adormecido, poderoso o satisfecho, y así se ha creado el ciclo de retroalimentación.

Brewer dice que podemos volvernos adictos a «las compras, suspirar por alguien especial, los juegos de computadora. comer sin parar, soñar despierto, revisar las redes sociales, preocuparnos…»[18] y más. Cualquier cosa que se convierta en una distracción o un calmante ante la fuente de ansiedad (los incendios) puede, con el tiempo, convertirse en una adicción.

El autor más vendido James Clear dice: «Los hábitos son las pequeñas decisiones que tomas y las acciones que realizas todos los días»[19]. Para la mayoría de las acciones habituales, lo que haces se ha automatizado —actúas sin pensar. Como tomar café cada vez que sales de casa. Como gritar cuando estás enojado, hacer ejercicio apenas te despiertas o agarrar una galleta cada vez que pasas junto al tarro. Una adicción, por

---

[18] Brewer, *Unwinding Anxiety,* p. 29.

[19] James Clear, *Atomic Habits* (New York: Avery, 2018), p. 6.

otro lado, es una acción compulsiva que continúas haciendo aun cuando es evidente que la acción es dañina.

Lo que el Dr. Brewer articula tan hermosamente es que, al principio, la ansiedad es simplemente una alarma que suena en respuesta a un desencadenante. Con el tiempo, las acciones que silencian las alarmas se convierten en hábitos. Recurrimos al teléfono, a una dona o a una bebida cada vez que nos sentimos estresados. Con el tiempo, estos hábitos se transforman en adicciones graves.

Nos volvemos adictos a las alarmas.

Existe cierto debate en la comunidad científica sobre si podemos incluso volvernos adictos a las sustancias químicas del estrés como el cortisol y la adrenalina, que nos hacen sentir energizados y listos para enfrentar el mundo.[20] O si

---

[20] Parece haber cierto desacuerdo en la literatura sobre si las adicciones son en realidad hábitos, enfermedades o conductas aprendidas, o una mezcla de las tres. Podría ser que nuestros cuerpos se vuelvan físicamente adictos a las hormonas del estrés que se liberan durante el ciclo de lucha o huida. O tal vez tengamos una adicción psicológica a la sensación de poder que sentimos cuando el cortisol y la adrenalina recorren nuestras venas. O quizás nuestro cuerpo esté enganchado al alcohol, la heroína, la pornografía o la ira, y nos empuje a esos comportamientos activando las alarmas de ansiedad ante el más mínimo impulso.

Según lo que he leído, lo más probable es que se trate de una combinación de estas tres teorías. Aunque, en el día a día, eso no cambia mucho. Lo importante es entender que nuestros cuerpos

podemos engancharnos a las sustancias químicas depresivas que nos mantienen decaídos y escondidos.

El Dr. Brewer lo explica así: «Un pensamiento o emoción activa tu cerebro para que empiece a preocuparse. Esto resulta en evitar el pensamiento o la emoción negativa, lo que se siente más gratificante que el pensamiento o la emoción original».[21]

¿Tu cuerpo necesita un trago o una palmadita en la espalda? Haz sonar la alarma.

¿Tu cuerpo necesita una dosis de químicos de lucha o huida como el cortisol o la adrenalina? Busca pelea con tu cónyuge o jefe y deja que tu química interna haga su trabajo.

Todo se convierte rápidamente en caos.

Nos mantenemos tan ocupados evitando alarmas, creando rutas alternativas a los mismos lugares y luchando con nuestras adicciones, que perdemos de vista el panorama completo. Y aquí hay otro giro frustrante: si nuestro cerebro está adicto a las alarmas, pero no hay trampas mortales a la vista, puede elaborar una historia dolorosa del pasado, o elegir interpretar la información actual de manera trágicamente negativa, reportes de noticias, publicaciones en redes sociales, o esos correos electrónicos reenviados por tu mamá que se parecen mucho a teorías de conspiración sobre el fin del mundo, pero ella los llama «hechos».

---

pueden volverse adictos a la ansiedad, a todo el ciclo del hábito. Desde las alarmas, hasta las acciones y las recompensas.

[21] Brewer, *Unwinding Anxiety*, p. 34.

Tu mente comenzará a ver dragones, demonios y monstruos por todas partes para satisfacer su adicción a las alarmas. Y obtendrá lo que quiere, ya sea por el cortisol, una nueva novia o esa cerveza extra.

A medida que intentamos evitarlas, las alarmas de ansiedad se volverán más fuertes y ruidosas.

MEMORIA, ACCIÓN Y DUELO

Las alarmas de ansiedad están conectadas a las partes de nuestro cerebro que filtran y dirigen los recuerdos y las emociones. Cuando experimentamos cosas malas, aterradoras o peligrosas, nuestro cuerpo coloca un pin de localización sobre esa persona, objeto o experiencia. Esto sucede con traumas fuertes e importantes, y también ocurre en momentos bastante rutinarios a lo largo de la vida de una persona.

Tus alarmas de ansiedad están enfocadas en la supervivencia. No les importa si eres feliz. No les importa si estás viviendo tu mejor vida. Su trabajo es mantenerte a salvo. Y reaparecerán a lo largo de tu vida, en momentos aparentemente inconexos.

Si un conductor ebrio hubiera chocado contra tu auto por el lado del pasajero cuando eras niño, es posible que tu cuerpo siempre se estremezca, se aparte o se ponga en alerta cada vez que un auto se dirige hacia ti por ese lado. Tu cerebro recordaría el momento en que te lastimaste, y estaría decidido a que no volvieras a lastimarte de esa manera.

Este tipo de reacción nerviosa y a la defensiva puede ser adecuada cuando conduces un auto, pero puede causar estragos en tus relaciones.

Tal vez aprendiste desde pequeño que era mejor para ti desaparecer cuando escuchabas la camioneta de papá acercándose por la entrada. O quizás era tu trabajo distraer a mamá después de que había estado bebiendo para que no golpeara a tu hermanito. Y ahora eres adulto, con hijos propios, y descubres que tu corazón se acelera cada vez que escuchas abrirse la puerta del garaje. O cuando tu esposa se frustra con tu hijo. Tu cuerpo cambia a piloto automático, buscando esconderse o alcanzando algo que te calme. O sin previo aviso, tu cuerpo se prepara para la guerra, porque recuerda, y te encuentras ajustándote los guantes, listo para pelear.

A lo largo de nuestras vidas, en situaciones como estas y muchas más, hemos recordado, y experimentado, la ansiedad. La ansiedad está conectada a la memoria.

De la memoria a la acción

Tu cuerpo recuerda los fuertes ESTRUENDOS de tu primer despliegue militar. Recuerda el dolor, la sangre y las lágrimas. En un esfuerzo por protegerte, tu cuerpo conecta alarmas de ansiedad a los ruidos fuertes y movimientos inesperados. Se activa cuando tu esposa deja caer algo en la cocina. O cuando alguien se acerca corriendo a ti en la acera fuera de Costco para venderte galletas de las *girl scouts*.

Tu cuerpo recuerda lo que se sintió ser despedido. O agredido. O quedarte solo criando a los hijos después de un accidente. O lo que viste en las películas y en las noticias. Está tomando notas, abriendo nuevos archivos sobre nuevas amenazas y siempre vigilando el entorno en busca de más peligros. Tu cuerpo está constantemente marcando ubicaciones.

Conoce exactamente lo desesperada y aterradora que es tu situación financiera. Conoce la pobreza. Cuando se burlaron de ti. El no tener hogar. O cuando te fueron infiel.

Tu cuerpo recuerda y hace sonar las alarmas una y otra y otra vez.

Cada vez que el jefe convoca una reunión de emergencia.

Cada vez que un hombre levanta la voz.

Cada vez que tu estación meteorológica local emite una «alerta roja».

Las alarmas se activan, y tu sistema de alarma no puede distinguir entre el pasado, el presente o el futuro. Le cuesta diferenciar entre tu imaginación y la vida real. Si tu sistema tuviera un lema, sería: «Más vale prevenir que lamentar». Mejor hacer sonar la alarma y estar a salvo, que estar en peligro y permanecer en silencio.[22]

[22] También pueden activarse cada vez que tu esposo sale en público con calcetines negros, Crocs y shorts. O cuando tu esposa exclama lo feliz que está de que los *mom jeans* finalmente estén de vuelta en tendencia.

Equivocarse en la primera situación es molesto y vergonzoso. Equivócate en la segunda y quizás no salgas con vida. Así que es mejor hacer sonar las alarmas, por si acaso.

Después de un tiempo, haremos cualquier cosa para adormecernos o distraernos del chillido penetrante.

- Comida
- Drogas
- Alcohol
- Trabajo
- Googlear «Qué pasó con el elenco de *Dawson's Creek*» mientras se aproxima una fecha límite de entrega laboral
- Ira y enojo
- Conversaciones imaginarias y pensamiento obsesivo
- Sexo
- Ejercicio
- Intentar ser perfecto
- Tener la razón y los juegos de poder
- Iniciar peleas
- Comprar y comprar y comprar (incluso cuando no te alcanza el dinero)
- Coleccionar y organizar y acumular cosas
- Limpiar la casa
- Hablarnos a nosotros mismos con desprecio y sin misericordia
- Navegar obsesivamente por contenido negativo en redes sociales

- Mantenerte al día con cada titular de noticias actual, tragedia global o preocupación climática
- Más datos y más datos y más datos

Muchas de estas respuestas son buenas en el contexto adecuado. Excelentes, incluso. Pero cuando se usan para evadir, evitar o encubrir, se convierten en hábitos. Y luego en adicciones. Y después en identidades. Poderosos mecanismos para mantener el mundo real a distancia. En poco tiempo, la ansiedad puede convertirse en una forma miserable, estresante y carente de paz de navegar por el mundo de manera evasiva.

Estos mecanismos para adormecer generalmente funcionan por un tiempo. Algunos funcionan realmente bien. Pueden silenciar las alarmas y proporcionar alivio temporal. Pero el fuego de tu vida seguirá ardiendo sin cesar. Y cuando intentamos encubrir o simplemente aplastar las alarmas, también apagamos las cosas buenas. Como nos recuerda la Dra. Brené Brown, profesora investigadora y autora de libros exitosos, la alegría y el dolor están en el mismo interruptor. Así que cuando se quitan las baterías, todo el sistema se apaga. Decimos adiós tanto a las cosas que dan miedo como a las cosas buenas.

Y a menudo haremos cualquier cosa para seguir evitando. Nuestros recuerdos nos activan y ponen en marcha nuestra mente y cuerpo, y salimos corriendo intentando controlar las variables mediante acciones externas o a través de la rumiación y pensamientos que se repiten en ciclos.

Acción excesiva (o cómo resolver la crisis del papel higiénico)

El Dr. Rollo May, uno de los grandes padres de la psicoterapia moderna, sugiere que «un medio para aliviar la ansiedad es la actividad frenética».[23] Además, afirma que el sentimiento de impotencia ante la posible destrucción, combinado con nuestra creencia cultural de que con trabajo duro podemos lograr cualquier cosa, lleva a una forma excesiva de activismo.

Nos convertimos en huracanes humanos.

Sin darnos cuenta, nos encontramos en constante movimiento, corriendo y esforzándonos sin parar. Estamos peleando con todos. O huyendo de todo. O llenando nuestras agendas como una forma de probar nuestro valor. O comemos todo lo que vemos, bebemos demasiado, vemos demasiadas noticias o buscamos constantemente a alguien nuevo con quien acostarnos.

Con prisas por *hacer algo ya*, la ansiedad nos empuja a Costco para comprar el papel higiénico restante, botes de mantequilla de almendra y pilas AA ¡antes de que alguien más se dé cuenta de que *todo se está viniendo abajo*! Podremos limpiarnos con cómodo papel de triple hoja mientras los zombis rompen nuestras ventanas.

¿Recuerdas cuando todos corrieron a comprar papel higiénico durante el confinamiento por COVID? Esto fue

---

[23] Rollo May, *The Meaning of Anxiety* (New York: W. W. Norton & Company, reedición 2015), p. 40.

ansiedad individual y colectiva manifestándose como una película de los hermanos Farrelly. Cuando nos enfrentamos a la cruda verdad de que no teníamos control sobre casi nada en nuestras vidas, nuestros cuerpos comenzaron a gritarnos: «¡HAZ ALGO!». ¡Las alarmas de ansiedad estaban sonando! Entonces, ¿qué hicimos?

Compramos montones y montones de papel higiénico. Para ser más exactos, lo compramos todo. Hasta que los estantes quedaron vacíos.

¿El COVID causó diarrea masiva y explosiva? Nop.

Pero de todos modos acumulamos papel higiénico. Y por un breve momento, nuestros cuerpos se sintieron en paz. Nuestra dopamina y serotonina chocaron los cinco con la norepinefrina y el cortisol, y juntos declararon: «¡No podemos controlar mucho, pero al menos podemos limpiarnos con papel de lujo!»

Fue uno de esos momentos de la vida que todos podemos recordar con cierta vergüenza colectiva un tanto ridícula, mientras negamos con la cabeza.

Pero el impulso de hacer algo puede adoptar un papel mucho más serio. Como comentamos anteriormente, tu cuerpo coloca un pin de GPS en el dolor, las heridas y las cosas que pueden matarte. Cosas que ha visto (o imaginado) antes. Recuerda cuando murió tu amigo, cuando tu novia de años te engañó o cuando tu hijo adulto te robó por quinta vez. Las alarmas te empujan a enviar cien mensajes de texto desesperados en una hora, o a creer «¡Nunca más podré amar y confiar!», o a obsesionarte con quién tiene la culpa y exactamente cómo. ¡Solo haz algo!

Acción sin mover un músculo

A menudo, intentamos activarnos, no con acción física sino con nuestros pensamientos. Tratamos de planificar previamente, ensayar, perfeccionar y, de otro modo, encontrar todas las posibles respuestas a cada posibilidad ilimitada que podemos imaginar. Pisamos el acelerador a fondo sin haber puesto el carro en posición de avance. Y aunque solo estamos haciendo una tormenta en un vaso de agua en nuestra mente, o siendo meticulosos únicamente en nuestros sueños, nuestro cuerpo responde como si estos escenarios estuvieran ocurriendo en el mundo real.

Estos tipos de acciones internas se llaman rumiación (o preocupación excesiva) y perfeccionismo.

Rumiación

¿Alguna vez te has quedado en la ducha con el agua caliente corriendo por tus hombros y bajando por tu espalda mientras mantienes una conversación imaginaria con tu jefe?

Ya sabes cuál.

Esa pelea imaginaria donde dices exactamente lo correcto, toda la sala cree que acabas de ganar el argumento, tu jefe recobra el sentido, te pide perdón y te ofrece un aumento del 20 por ciento y un ascenso en ese mismo momento, y tus colegas estallan en un aplauso desenfrenado.

Entonces te cae jabón en los ojos y vuelves de golpe a la realidad.[24]

¿O alguna vez has estado sentado en un semáforo y, de repente, la imagen de tu padre fallecido, tu hijo sufriendo o la infidelidad de tu esposa impacta como un rayo en tu mente? Hablo de imágenes específicas que te estremecen hasta los huesos. Y en lugar de alejarte de ellas, te acercas más y reproduces (o imaginas creativamente) cada aspecto de esa relación o situación en alta definición.

Esto es rumiación. El dar vueltas y más vueltas en preocupaciones excesivas. Nuestros cerebros están tratando de controlar intelectualmente cosas sobre las que no tenemos absolutamente ningún control. Es tu mente ejecutando escenarios de juego cuando no hay ningún partido en marcha. Y ya sea un desacuerdo de la vida real, un momento imaginario, o simplemente un ensayo de posibles confrontaciones futuras, nuestros cuerpos se preparan para pelear o huir de todas formas.

Esto es lo que resulta tan molesto: la rumiación y los pensamientos ansiosos pueden sentirse como una actividad beneficiosa. Como si estuvieras protegiéndote de alguna calamidad futura. Por ejemplo, si imaginas a tu esposo o esposa muriendo en un accidente automovilístico suficientes veces, estarás preparado si alguna vez llegara a suceder.

---

[24] Oh, ahí va Rabbit!...

Te prometo que no lo estarás.

Esto es importante: **La rumiación y la preocupación son una pérdida total de tu tiempo.**

No te ayudan a pensar de manera crítica, no te proporcionan respuestas anticipadas y no previenen tragedias futuras a través de algún tipo de ensayo mental.

Tal como veremos en los capítulos siguientes, aprender a ser consciente de tus pensamientos (en lugar de permitir que tus relámpagos de ansiedad se conviertan en el centro total de tu atención) es una práctica poderosa para construir una vida sin ansiedad.

Perfeccionismo

Además de manifestarse como rumiación y preocupación excesiva, la ansiedad puede aparecer como «perfeccionismo tóxico».[25] Las Dras. Emily y Amelia Nagoski, autoras de bestsellers, acuñaron este término para describir la sensación de que «si las cosas no son perfectas, no sirven para nada». Muchos de nosotros hemos estado ahí: creyendo o comportándonos como si *todo* estuviera arruinado cuando alguien comete un error. He bajado de un escenario tras recibir una ovación de pie y luego, una sola persona en la fila de firmas de libros me dijo que no le gustó mi charla…

---

[25] Emily and Amelia Nagoski, *Burn Out* (New York: Ballantine, 2019), p. 194-95.

y no pude dormir esa noche. Me enfoqué en el crítico e ignoré por completo a los miles de personas que disfrutaron nuestro tiempo juntos.

Cada vez que alternamos entre lo que va a suceder y cómo podemos hacerlo perfecto, o entre las imágenes cuidadosamente seleccionadas en las redes sociales y las portadas de revistas, esa vergüenza persistente y punzante que lo acompaña es realmente nuestro cuerpo haciendo sonar una alarma, informándonos que somos un fracaso. ¿Y en esos momentos cuando logramos un jonrón perfecto? Las alarmas rápidamente nos dirigen hacia alguien que ya lo ha hecho antes, o mejor. Esa persona que ha ganado más dinero, tiene menos arrugas, tiene un esposo más romántico o es mejor padre. En este estado mental, nuestro cuerpo se apresura a susurrarnos que no somos buenos, que nunca hemos sido buenos y que nunca vamos a ser buenos.

Y a veces, cuando estás lo suficientemente consciente para evitar acciones frenéticas y pensamientos obsesivos, te encuentras tranquilo y sereno. Es aquí donde eres honesto contigo mismo sobre el abismo que existe entre cómo querías que fuera tu vida y cómo realmente es.

Esto muchas veces resulta desgarrador y triste, una forma propia de duelo.

Duelo

Hablaré sobre el duelo con más detalle a lo largo del libro, así que no dedicaré mucho tiempo aquí. Pero como una breve nota, el duelo es la brecha entre lo que esperabas que sucediera, o cómo pensabas que serían las cosas, y lo que realmente ocurrió. Cuando tu cuerpo detecta esa brecha, siente que tu mundo no está como debería estar, por lo que hace sonar las alarmas.

Esto podría ser el resultado de perder a alguien o algo que amabas. O de sentir que tu vida de alguna manera debería verse diferente a como es ahora. Pensabas que ganarías más dinero. O que tendrías más éxito. No imaginabas que tu compañero de trabajo te traicionaría. Creías que tu padre viviría para siempre o que tu esposo solo tendría ojos para ti. Estabas convencido de que los niños pequeños no se enferman de cáncer o que, si tan solo hicieras las cosas correctamente, siempre serías bendecido.

Las alarmas pueden sonar cuando tu mundo estalla y cuando te quedas recogiendo los pedazos.

El duelo es aceptar la realidad. Permanecer en ella. Hacerla nuestra. Sin importar cuán oscura y aterradora sea la realidad.

No te equivoques: el duelo es terrible e incómodo. Tanto que nuestros cuerpos intentan lidiar con él mediante acciones, movimiento y darle demasiadas vueltas a las cosas, como mencioné antes. Lo negamos. Trabajamos más horas. Escribimos otra propuesta o artículo para publicación. Vivimos en el gimnasio, o en el restaurante de buffet. Jugamos videojuegos hasta altas horas de la noche.

Pero no hay sanidad sin duelo. No puedes sanar sin atravesar las alarmas y aceptar tu realidad. Y es aquí, en la noche oscura de tu alma, donde la pequeña luz de la esperanza vuelve a hacerse visible.

¿Y SI...?

La ansiedad es una alarma.

La ansiedad puede convertirse en un hábito o una adicción.

La ansiedad está intentando mantenerte a salvo.

La ansiedad puede rugir o susurrar, ¡exigiéndonos que HAGAMOS ALGO para detenerla!

Pero ¿y si no lo hiciéramos?

En vez de pasar decenas de horas buscando en internet cómo sanar de la ansiedad o cómo manejarla, o comprando hasta caer rendidos, o negando nuestro dolor, o intentando correr más rápido para que se detenga, ¿qué pasaría si no cubriéramos la ansiedad de ninguna manera?

¿Y si le hiciéramos frente y la enfrentáramos cara a cara?

¿Y si nos adentráramos justo en medio de ella?

Una vida sin ansiedad es aquella en la que nos detenemos y escuchamos lo que las alarmas nos están diciendo.

Nos dirigimos hacia las alarmas, no nos alejamos de ellas.

Muy pronto hablaremos sobre cómo hacer esto específicamente. Pero primero, replanteemos la narrativa en torno a la ansiedad y hablemos sobre lo que la ansiedad no es.

CAPÍTULO 3

LO QUE LA ANSIEDAD NO ES (Y UNA VISIÓN DE ALGO DIFERENTE)

Laura irrumpió en mi oficina.

Estaba concentrado, escribiendo un informe de conducta. Ella tenía los ojos muy abiertos y temblaba, pero valientemente intentaba mantener la compostura.

Laura era una de mis estudiantes favoritas de posgrado. Brillante. Fuerte. Siempre dispuesta a compartir una risa. Lo supe entonces, y el tiempo me ha dado la razón: ella iba a cambiar el mundo de muchas maneras maravillosas. Pero ese día, sostenía una simple hoja de papel como si fuera papel higiénico usado.

La invité a sentarse y acompañarme en mi mesa de conferencias. Ella continuó de pie en la entrada.

—¡Tengo ansiedad! —exclamó—. Por fin conseguí cita en el consultorio médico y descubrí qué es lo que me pasa. Todo lo que temía se hizo realidad. ¿Qué se supone que debo hacer con esto? —sacudió el pequeño papel con enojo—. ¡Tengo ansiedad! ¡He desperdiciado todo este dinero en la escuela de posgrado, todo este tiempo en esta ciudad absurda, y ahora voy a ser un zombi medicado por el resto de mi vida!

Se echó a llorar y se desplomó en una silla cercana.

Desafortunadamente, Laura no era la primera persona que irrumpía en mi oficina, angustiada después de recibir una confirmación diagnóstica. Y no era la primera persona en decirme que creía que era como mercancía defectuosa. A medida que conversábamos, y Laura me revelaba con más detalle sus preocupaciones sobre lo que le habían dicho, pude ver rápidamente que había adoptado una nueva identidad. Ya no era la mujer brillante, trabajadora y divertidísima que iba a cambiar el mundo. Ella «tenía ansiedad». Y eso era todo.

He perdido la cuenta de la cantidad de personas con las que he tenido esta conversación. Laura podría haber sido Paul o Dan o Kelly o Jennifer u otras personas.

Cuando llegamos a entender que nuestro cuerpo está llamando nuestra atención al hacer sonar las alarmas de ansiedad, es fácil pensar que ya no somos nosotros mismos. Que tenemos una afección. Un defecto.

Pero no estamos rotos.

No somos mercancía dañada.

Nuestros cuerpos finalmente acaban de decir: «Las cosas tienen que cambiar».

LA NARRATIVA

Como dije anteriormente, la narrativa que nos han dado sobre la ansiedad es en gran parte absurda. A menudo es falsa, inútil y está sepultando a una generación de personas bajo la idea errónea de que tienen una enfermedad, o mala genética, o que han sido maldecidos y tendrán que vivir una vida de terror agobiante y estrés crónico.

Si esto te describe a ti o a alguien que amas, o a alguien con quien trabajas, o a algún vecino, o con quién vas a la iglesia, escucha con atención:

La ansiedad no es una enfermedad.

Lo diré una vez más para quienes no lo escucharon bien: la ansiedad no es una enfermedad. Es simplemente tu cuerpo tratando de llamar tu atención.

Si estás ansioso, no estás enfermo. Puede que estés luchando, pero no eres una máquina que necesite ser reparada ni una enfermedad que deba ser curada.[26]

En la introducción de este libro, dije que creo que la manera en que hablamos sobre la ansiedad está causando estragos en nuestra cultura y en nuestras vidas. Un diagnóstico de ansiedad es una foto instantánea, no una película de larga duración. Es como una señal en la autopista, no el destino final.

Esta idea de que la ansiedad es como la gripe, y que desciende sobre las personas, es simplemente falsa. Si estás luchando con estrés crónico, miedo, preocupación, o incluso

---

[26] Obviamente, puede que estés lidiando con una o varias afecciones o enfermedades médicas. Pero el punto que quiero dejar claro es que la ansiedad no es una enfermedad. Punto final.

ansiedad en toda su intensidad o ataques de pánico, es algo que estás experimentando, *no lo que eres.*

Si tú o alguien a quien amas está lidiando con la ansiedad, hay esperanza, sanidad y transformación al otro lado de las alarmas.

En este capítulo, quiero replantear lo que sabemos, pensamos y decimos sobre la ansiedad. Ya hemos establecido que la ansiedad es un sistema de alarma que puede convertirse en un hábito y, con el tiempo, en una adicción. Hemos establecido qué es, cómo funciona y cómo se manifiesta en la vida real. Pero antes de continuar, quiero aclarar algunas ideas erróneas sobre la ansiedad que circulan en el ámbito público, especialmente en dos áreas principales: la identidad y la medicación.

Primero, quiero dejar claro que la ansiedad no es una identidad. Segundo, la medicación no es la única respuesta para la ansiedad.

La ansiedad no es una identidad

En *Redefining Anxiety*, expresé mi preocupación por cómo el diagnóstico de ansiedad (o peor aún, el autodiagnóstico mediante Google) se convierte en una identidad para quienes están sufriendo. Una letra escarlata estampada en su ropa. Mi preocupación sobre cómo los diagnósticos se convierten en identidad solo ha aumentado durante los últimos años.

Como he mencionado anteriormente, un diagnóstico de ansiedad puede ayudar a proporcionar una dirección para el tratamiento y un nombre para el dragón, ese conjunto de síntomas que estás experimentando o sintiendo. Un diagnóstico también puede servir para que una persona no se sienta tan sola. Cuando recibes un diagnóstico, puedes tomar conciencia de los innumerables hombres y mujeres que luchan con valentía y están pasando por lo mismo. Pero según mi experiencia y observación, hay algo más ocurriendo.

Cuando alguien recibe un diagnóstico, se le da un nombre a lo que está sucediendo en su cuerpo, y también se le marca con una etiqueta. Una etiqueta que deberá reportar indefinidamente en formularios de seguros, documentación médica y ciertas solicitudes de empleo y educación. De manera similar a cuando un oncólogo le dice a tu papá que tiene cáncer, un diagnóstico clínico de salud mental a veces declara: Tú TIENES ansiedad, o trastorno obsesivo-compulsivo, o trastorno de estrés postraumático. Tú ERES depresivo.

La historia que te cuentan es: Lo tienes. Te invade por completo. Cayó del cielo o lo contrajiste del agua que bebes. Tuviste experiencias traumáticas en tu infancia y estás dañado para siempre. ¡Ya no hay escapatoria!

En nuestra mentalidad actual, un diagnóstico ahora define quién eres. Y una vez que lo has interiorizado, esta historia que rodea tu identidad es muy, muy difícil de cambiar. Como dice la Dra. Brené Brown: «Lo que sea que busques, seguro lo encontrarás».

Cuando crees que tienes ansiedad, comienzas a ver señales de ella en todas partes: En personas y situaciones que te ponen nervioso. En conversaciones difíciles. En obstáculos del trabajo. En desacuerdos con tu cónyuge. Con el tiempo, la ansiedad puede convertirse en un distintivo, un contexto para tu cuerpo en lucha y una excusa, todo al mismo tiempo.

Mientras leía el manuscrito de uno de sus libros, el editor del Dr. Jud Brewer comentó: «La gente romantiza su ansiedad y/o estrés. Lo llevan como una insignia de honor, sin la cual serían personas menos valiosas o, peor aún, perderían su sentido de propósito. Para muchos, el estrés equivale al éxito… Si estás estresado, estás haciendo una contribución. Si no estás estresado, eres un perdedor».[27]

Después de recibir su diagnóstico de ansiedad, Laura fue a donde todos van para buscar información: internet. Interiorizó los pronósticos sobre su futuro. Sobre cómo nunca podría mantener un empleo. Sobre cómo no debería esperar disfrutar jamás de una relación estable y amorosa. Cómo siempre estaría medicada y se sentiría nerviosa y dispersa.

Su vida pasó de estar llena de posibilidades ilimitadas a convertirse en una lucha constante, todo por una sola conversación con un terapeuta excesivamente entusiasta.

Y Laura no estaba sola. A lo largo de los años, he conocido a innumerables estudiantes y padres que me dijeron que ellos (o sus hijos) no podían llegar a tiempo o terminar sus tareas debido a su ansiedad. Colegas que me contaron que robaron o no pudieron decir la verdad porque actuaban sin control bajo estrés. Yo mismo he regañado a mis propios

---

[27] Brewer, *Unwinding Anxiety,* p. 80.

hijos o le he gritado a un auto en el tráfico y le he echado la culpa a la ansiedad.

Nada de esto era cierto.

Claro, tenía ansiedad. Y también era un patán.

Claro, las personas estaban sumamente preocupadas y con estrés crónico. Pero eligieron mentir, robar o ser infieles a sus cónyuges.

Claro, siempre estás ocupado, siempre bajo presión y tienes a muchas personas a tu cargo. Pero esto no te da licencia para desactivar el sistema.

Un diagnóstico de ansiedad no es un nuevo nombre. No es una nueva identidad. No describe quién eres ni predice quién llegarás a ser. Un diagnóstico de ansiedad simplemente significa que tu cuerpo ha estado tratando de llamar tu atención de una manera particular durante un período determinado. Es algo que experimentas en el transcurso de la vida como un ser humano normal y funcional. Sí, a veces la experiencia es profundamente dolorosa, perturbadora o incluso devastadora. A veces las alarmas se descontrolan y necesitan ser recalibradas.

Pero tú no eres tu ansiedad.

Con el apoyo adecuado, la mentoría y un buen plan, puedes enseñarle a tu cuerpo que, aunque efectivamente estás enfrentando amenazas serias que necesitan atención, estás a salvo y equipado para crecer ante cualquier desafío que se presente en tu camino. Aprenderás a confiar en los sistemas de alarma de tu cuerpo, posiblemente por primera vez en tu vida.

Si te han diagnosticado algún tipo de trastorno de ansiedad, obsesivo-compulsivo o relacionado con el estrés, respira profundo. Ahora tienes cierta comprensión de cómo tu cuerpo está intentando mantenerte a salvo. La comprensión y la conciencia son un excelente punto de partida en el camino.

Los medicamentos no son la única respuesta para la ansiedad

Comenzaré con tres verdades:

1. Sé que este es un tema polémico y delicado.
2. Los medicamentos para la ansiedad me salvaron la vida.
3. Los medicamentos para la ansiedad no me sanaron ni me curaron.

Entremos en el tema.

Ignoré mis alarmas durante años. Decía que sí a todo, no tenía límites, estaba endeudado por cientos de miles de dólares y nunca dormía. Gastaba energía excesiva rumiando pensamientos catastróficos, chismeaba, hablaba sin parar y me desconectaba de mi comunidad de amigos. Con el tiempo, mis alarmas sonaban constantemente. Por cualquier cosa. Eran tan fuertes que no podía concentrarme ni escuchar nada más. Escondiéndome en una coraza de mí mismo, me tapé los oídos con los dedos.

No era un fracasado ni un perdedor. No estaba roto, sino que mis alarmas se habían vuelto extremadamente sensibles.

Mi doctor finalmente me recomendó tomar medicamentos para la ansiedad, no para que fuera sanado o curado, sino para ayudar a bajar el volumen de las alarmas y así poder hacer el trabajo que necesitaba hacer para estar bien. Este trabajo incluía sanar mi matrimonio, tomar decisiones sobre mi carrera, encontrar comunidad, hacer un inventario real de mis finanzas y discernir los pasos necesarios para mejorar mi entorno.

Nunca olvidaré la noche en que me senté a la mesa de mi cocina con la bolsa de la farmacia y su contenido esparcido frente a mí. Mientras tomaba esa primera pastilla, lloré y lloré. Me sentía un fracasado. Un perdedor. Un padre del que mi hijo nunca podría sentirse orgulloso. Me sentía tan mal porque mi esposa estaba encadenada a mí.

Mis sentimientos, por supuesto, no me estaban diciendo la verdad. La verdad era que había intentado controlar mis alarmas por la fuerza y por mi cuenta. No podía pensar, adaptarme ni superar mis sistemas de alarma. Necesitaba ser honesto sobre mi necesidad de apoyo. Al asociarme con mi médico, estaba dando pasos valientes y decididos hacia el corazón de la tormenta.

Estos son los datos sobre los medicamentos para la ansiedad que creo que son más útiles para nuestra conversación:

Primero, *los medicamentos contra la ansiedad no curan la ansiedad. Ayudan a controlar los síntomas.* A las personas que experimentan ansiedad se les pueden recetar medicamentos que van desde antidepresivos hasta anticonvulsivos/antiepilépticos, antipsicóticos, antihistamínicos y neuropéptidos, por nombrar algunas categorías generales. Cada uno de estos medicamentos conlleva tanto oportunidades como desafíos. Solo funcionan en un porcentaje de personas, a veces tienen efectos secundarios muy desagradables (aumento de peso, somnolencia, disminución de la función o el deseo sexual, etcétera), y generalmente las dosis deben aumentarse con el tiempo para mantener sus propiedades contra la ansiedad. Conforme he consumido más y más literatura científica y he hablado con un número creciente de profesionales de la salud mental y médicos, el consenso general es que, cuando se trata de medicamentos para la ansiedad, quienes los recetan no pueden garantizar qué tan bien funcionarán, qué medicamentos ayudarán a qué pacientes, ni por cuánto tiempo.

Segundo, *los medicamentos pueden ser una herramienta poderosa para crear una vida sin ansiedad.* No puedo enfatizar esto lo suficiente. Los medicamentos hicieron maravillas por mí y por muchas de las personas a quienes he acompañado a lo largo de los años. Pero no hicieron que de repente dejara de sentir ansiedad. Gradualmente bajaron las alarmas. Funcionaron como una linterna en la oscuridad, permitiéndome encontrar el camino hacia el gimnasio, a tener una presencia plena, a una salud completa, y hacia un consejero de salud mental.

Si actualmente estás tomando medicamentos para la ansiedad, **NO** los dejes de tomar inmediatamente. Esta es una decisión peligrosa y poco aconsejable. Es importante que trabajes con tu médico y reduzcas los medicamentos de manera intencional y gradual, cuando sea el momento adecuado. Simplemente abandonar ciertos medicamentos puede provocar un impacto devastador en tu mente y cuerpo. No lo hagas.

Cuando llegó el momento, trabajé con mi médico para desarrollar un plan paso a paso para reducir lentamente y discontinuar mis medicamentos junto con los otros cambios que estaba haciendo en mi vida. Esto no es una prueba que se aprueba o se reprueba. Es una transición irregular, de avanzar y detenerse. No hay una carrera hacia alguna meta final. El objetivo aquí es tener una vida buena y saludable.

Algunos días te parecerá imposible. Pensarás que tu cuerpo te está fallando. También podrías descubrir que los medicamentos serán parte de tu camino durante mucho, mucho tiempo. En casos poco frecuentes, tú y tu médico pueden llegar a la conclusión de que la medicación será parte de tu vida para siempre. En cualquier caso, agradece que vives en este pequeño fragmento de la historia en el que tales intervenciones están disponibles.

Lo principal que debes recordar es: las alarmas no son el problema. El incendio es el problema. Si continuamente evitas las alarmas, o las silencias con medicamentos hasta un nivel tan bajo que puedes funcionar sin hacer cambios, tu casa se quemará a tu alrededor.

Los medicamentos pueden brindarte apoyo mientras eliges dejar de esconderte del fuego, de evitarlo o de evadirlo.

Por si sirve de algo, mis reglas personales para tomar cualquier tipo de medicamento son tres. Primero, hablo con un profesional médico (o a menudo con varios); no consulto internet. Segundo, intento todas las intervenciones posibles relacionadas con la alimentación, el sueño y la actividad física antes de comenzar a probar pastillas. Tercero, siempre tengo en mente una fecha de finalización, una meta para dejar el medicamento, antes de poner cualquier cosa en mi cuerpo.[28] Mantengo esa fecha final con flexibilidad, sabiendo que la vida sucede. Pero es importante para mí, y para ti, comenzar las intervenciones con intencionalidad y un plan. Cuando comencé con la farmacoterapia (la palabra técnica para tomar medicamentos), me comprometí a tomar medicinas hasta por seis meses. Terminé tomándolas por más tiempo, pero fue importante para mí tener un punto inicial de evaluación antes de avanzar por ese camino.

Nunca olvido que yo estoy a cargo de mi vida y mi cuerpo. De igual manera, tú estás a cargo de los tuyos.

Trabajo de cerca con mi médico y varios otros expertos, pero ellos saben que no están a cargo de mi cuerpo. Yo lo estoy. Quiero animarte enérgicamente a que te apropies de tu salud de la misma manera.

Esto significa que cuando algo que me recomiendan me hace sentir incómodo, se los digo. Les hago preguntas difíciles a mis médicos y consejeros. Cuando es posible, busco

---

[28] Por supuesto, si tuviera una enfermedad crónica o algún padecimiento, tomaría medicamentos con gusto durante el tiempo que fuera necesario. Si mi médico me dijera que mi sistema de alarma está dañado de forma permanente, tomaría medicamentos contra la ansiedad felizmente hasta el fin de mis días. ¡Estaría muy agradecido de vivir en una época de la historia en la que eso es posible!

múltiples opiniones.[29] Les pregunto qué están haciendo ellos mismos por su salud y por la de sus hijos (esto me muestra lo que *realmente creen*). Y con frecuencia solicito investigaciones y evidencias profesionales sobre las intervenciones que me recomiendan, ¡que saben que voy a leer! No estoy atendiendo al influencer de moda en Instagram. No estoy buscando «información secreta» en YouTube. Estoy leyendo los estudios directamente, cuando es posible.

Al mismo tiempo, no me baso solo en mi comprensión (a menudo) limitada de los estudios que leo. Confío en la experiencia, las observaciones y la experiencia personal de estos profesionales y lo que están viendo en otras personas con las que trabajan. Por mucho que me niegue a evadir la responsabilidad de mi salud, tampoco actúo de manera imprudente en asuntos que no comprendo completamente. En última instancia, soy yo el responsable de las decisiones que tomo sobre mi cuerpo. Pero soy honesto acerca de lo que no sé.

Una nota final sobre los medicamentos: La literatura científica relacionada con la medicación psicotrópica, específicamente los medicamentos contra la ansiedad, es inmensa. Hay innumerables revistas científicas, libros, autores y opiniones. Respeto la amplitud de este conocimiento y tengo muchísimo que aprender. Soy optimista en que los avances

[29] No sientas que debes recorrer el mundo entero para obtener múltiples opiniones sobre cada tema, pero si se trata de algo importante, busca la opinión de uno o dos expertos más, si te es posible.

de la medicina seguirán mejorando nuestras vidas. Pero como he dicho, los medicamentos para la ansiedad son un apoyo, no una cura. La medicación puede ser una parte importante y necesaria en el viaje hacia el bienestar. Pero en casi todos los casos, no será el destino final.

Así que, si la ansiedad no es una enfermedad, no es una nueva identidad, y si los medicamentos no son la respuesta definitiva, entonces necesitamos plantearnos nuevas preguntas.

Las preguntas **NO** son: «¿Qué ya no puedo hacer o disfrutar ahora que tengo ansiedad?» o «¿Cómo arreglo la ansiedad?» o «¿Cómo curo la ansiedad?»

Las nuevas preguntas que necesitamos hacernos son: «¿Cómo construyo una vida sin ansiedad, donde las alarmas no estén sonando todo el tiempo?», «¿Cómo construyo una vida que me ofrezca paz, trabajo con propósito, resiliencia, relaciones profundas y alegría?»

RETIRANDO LA DECLARACIÓN DE GUERRA CIVIL CONTRA NOSOTROS MISMOS

Una cosa que sabemos sobre la ansiedad es que reduce nuestro campo de atención. Nos hace agudamente conscientes de las amenazas percibidas que *llegan a nuestras propias vidas, ahora mismo*. Nuestra visión se contrae, nuestra capacidad para pensar racionalmente o ver el panorama completo se disuelve, y nos obsesionamos con la supervivencia. Estamos enfocados en nuestro ombligo mientras el techo sobre nosotros se está derrumbando.

Todo en nosotros se tensa. Asustados. La vida se convierte en nosotros contra ellos, quienquiera que ellos sean. Y cuando nos aislamos por suficiente tiempo, el único enemigo que queda somos nosotros mismos. *Declaramos una guerra civil contra nosotros mismos.* Toda nuestra atención se dirige hacia adentro. Casi sin advertencia, eres tú contra ti mismo.

Y vas por la yugular.

Nos declaramos la guerra a nuestros cuerpos, a nuestros pensamientos y a nuestros sentimientos. Nos obsesionamos con el «mi»: Mi vida. Mi felicidad. Mi verdad. Mi dolor. Mis molestias. Comenzamos a esperar que el mundo se adapte a cómo nos sentimos.

Permíteme ser claro. Al igual que tú, millones de personas necesitan la libertad de hablar sobre sus experiencias y su dolor. Todos debemos aprender a expresar nuestras necesidades y reflexionar sobre nuestros traumas pasados y realidades presentes. Hay injusticia, maldad y abuso en este mundo que deben ser expuestos y de los que se debe rendir cuentas. Pero también debemos tener cuidado de no permitir que estos momentos horribles o experiencias trágicas determinen quiénes creemos que somos. Como si lo que nos sucedió en nuestros momentos más oscuros fuera todo lo que siempre seremos.

Esto es profundamente contracultural.

Nos han dicho que nuestra vida es para una sola cosa: la autorrealización. Que nuestro destino está al servicio de la versión perfeccionada de nosotros mismos. Estamos obsesionados con la superación personal. El autogobierno. La autosuficiencia. El yo, el yo, el yo. O como sugiere Thomas Joiner, profesor, investigador y suicidólogo de la Universidad Estatal de Florida, «autoindulgencia sin fundamento».

La disciplina es fundamental. El trabajo arduo es indispensable. Y el crecimiento personal es muy importante.

Pero el crecimiento personal es un pésimo dios.

En nuestra obsesión con nosotros mismos, nuestro cuerpo hace sonar las alarmas.

La ansiedad estrecha nuestra perspectiva. Y el mejor lugar para escondernos, donde nadie puede encontrarnos jamás, es en lo más profundo de nosotros mismos.

En el camino, tratamos de capturar y controlar todo lo que podemos.

Grabamos en video, fotografiamos y coleccionamos cada concierto, atardecer y recuerdo de nuestros hijos dentro de cajas metálicas de cuatro pulgadas. Sobrecargamos nuestras agendas y nos exigimos demasiado sin dejar de movernos, temerosos de perdernos algo. Y regulamos nuestras vidas con hogares a 72 grados, autos a 72 grados y oficinas a 72 grados mientras nos movemos apresuradamente entre ellos, para nunca volver a salir al exterior. Nos convertimos en personas que detestamos y nos encadenamos a vidas ansiosas, ansiosas.

Pero hay otro camino.

Paz.

¿QUÉ ES LA PAZ, DESPUÉS DE TODO?

Mi esposa y yo asistimos recientemente al funeral de uno de mis primos favoritos. Él era mayor que yo, pero éramos prácticamente idénticos. Compartíamos gestos, un sentido del humor algo atrevido y una singular habilidad para meternos y salirnos de problemas. Cada vez que lo veía, me llevaba aparte para decirme que estaba orgulloso de mí.

Y falleció mientras dormía junto a su nueva esposa, en un crucero.

Nadie estaba preparado para esa llamada telefónica.

O cualquier llamada, para el caso.

Ninguno de nosotros está nunca preparado para las duras y crudas realidades de la vida. El divorcio. El abuso. Papá abandonando el hogar. Tu empresa cerrando.

Pero esas llamadas seguirán llegando.

Un día, hace unos 10 años, dejé de hacer lo que siempre había hecho.

Dejé de huir, dejé de luchar, dejé de fingir, y me volví para dirigirme directamente hacia el mago detrás de la cortina.

Abrí mis manos.

Recibí una lección de humildad.

Saldé mis deudas.

Poco a poco, pero con firmeza.

Sané algunas relaciones, dejé atrás otras que eran dolorosas y me esforcé por comenzar a construir nuevas.

Comencé a cuidar mi mente, mi cuerpo, mi matrimonio y mi alma.

Muchos contratiempos, pero en general seguí avanzando.

Y cuando mi primo murió, no sentí ansiedad. Tenía dinero en un fondo de emergencia para un momento exactamente como este. Compré boletos de avión para mí y mi esposa, y nunca me preocupé. Conseguimos una habitación de hotel para no tener que dormir en el suelo de la sala de algún primo lejano sobre un colchón improvisado.

Llevaba años adentrándome en la tormenta para llegar a este preciso momento.

Y como no estaba ansioso, por el funeral, la reunión familiar, las finanzas o mi relación con mi primo, pude sentir el sentimiento más auténtico en mi cuerpo.

Simplemente estaba triste.

Muy, muy triste.

Lloré. Maldije. Pasé mucho tiempo hablando con mi primo mientras él yacía en su ataúd. Y mi cuerpo se quedó conmigo. No salió corriendo hacia el bosque, escondiéndose del dolor o buscando problemas futuros para que el John del futuro empezara a resolverlos. No inicié peleas con la familia. Pude simplemente estar muy triste.

Exactamente como debía estar.

Y no te equivoques. Por cada momento como este que manejo bien, estoy lidiando con innumerables situaciones no tan pacíficas. Pero este tiempo doloroso me confirmó que estoy en el camino correcto.

Una vida en paz no está libre de drama o de dolor. Una vida en paz se refiere a cómo eres capaz de manejar las cosas cuando realmente se desmoronan.

LA PAZ ES...

Después de décadas de guerra continua, varias crisis económicas, una industria mediática obsesionada con provocar pánico, el caos de las redes sociales y el tumulto político, ya ni siquiera sabemos cómo se ve o se siente la paz.

En nuestras vidas frenéticas y caóticas, la paz suena como algo nostálgico, como las fotografías en blanco y negro de tu abuela o la colección de discos de tu padrastro. O pensamos que es solo una palabra de moda bordada en almohadas y murmurada por hippies en granjas orgánicas de llamas. Quiero reimaginar la paz y pintar una imagen cristalina a la que podamos aferrarnos mientras navegamos por las aguas turbulentas que nos esperan.

La paz no es algo que simplemente sucede. La paz es una paradoja en el sentido de que debemos ir a buscarla y, a la vez, aceptarla. Debemos tomar acciones valientes y decisivas, y también debemos abrir nuestras manos para recibirla. La paz es tanto un trabajo disciplinado y arduo como un regalo.

La paz es una elección.

Lo supieras o no, por eso tomaste este libro en tus manos.

Tú quieres paz.

La paz es un buen y profundo sueño nocturno.

La paz es sentir el estrés apropiado por tu trabajo, tus hijos o tu cónyuge, pero no ansiedad.

La paz es tener relaciones cercanas que te permiten soñar, hacer preguntas difíciles, reírte desde lo más profundo y sentirte a la vez seguro y apasionado.

La paz es seguridad financiera.

La paz es ser ambicioso y determinado, pero entender que nadie puede alcanzar el amor, la conexión o la alegría mediante acumulaciones o logros.

La paz es entregarte por completo a ese próximo título universitario o trofeo de primer lugar, y saber que cuando lo logres, aún es posible que tu papá no te llame para decirte que está orgulloso de ti.

La paz es decir la verdad. Siempre. Y que aún así te conozcan y te amen por completo.

La paz no es gritarles a tus hijos o menospreciar a tu cónyuge.

La paz es mudarte de tu hogar porque él no deja de golpearte… y tienes un lugar seguro a donde ir y recursos económicos para comenzar con los siguientes pasos.

La paz es salir por la puerta de un lugar de trabajo tóxico porque te niegas a pasar un minuto más en un ambiente chismoso y abusivo. O la paz es quedarte y soportar las dificultades porque tienes una misión mayor, como lograr un cambio organizacional transformador y brindar seguridad a otros empleados.

La paz es confianza.

La paz es una elección.

UNA VIDA SIN ANSIEDAD

Así que aquí estamos.

Sabemos qué es la ansiedad, qué no es y cómo se manifiesta en la vida real.

Y ahora es hora de poner manos a la obra.

Todavía tenemos mucho camino por recorrer.

Aquí es adonde nos dirigimos:

Construir una vida sin ansiedad consiste en volverse antifrágil[30], crear una vida que realmente crece y prospera durante tiempos de gran angustia y agitación.

Construir una vida sin ansiedad consiste en ser honesto sobre lo que viene. Siempre hay algo dirigiéndose hacia nosotros. Desastres climatológicos. Enfermedades. Accidentes automovilísticos. Divisiones familiares.

Siempre habrá incendios, tormentas y dragones, especialmente los que no ves venir.

Construir una vida sin ansiedad consiste en concentrarme en controlar lo que puedo controlar, y nada más. Y lo único que puedo controlar son mis pensamientos y mis acciones.

Algún día los incendios, las tormentas y los dragones llegarán a mi puerta. Para ayudar a contrarrestarlos, puedo

---

[30] *Antifragile: Things That Gain from Disorder* de Nassim Nicholas Taleb (New York: Random House, 2014) es uno de los libros más importantes que he leído en mi vida. Una obra maestra poco común y un verdadero cambio de paradigma.

votar, instalar paneles solares, construir un refugio contra tornados y enseñar a mis hijos qué hacer durante una situación de tirador activo. Aun así, no puedo estar en todas partes todo el tiempo ni contrarrestar cada cosa mala que sucederá. Y descanso aquí, sabiendo que estoy haciendo lo que puedo, y sosteniendo todo lo demás con ligereza.

Esta es la vida sin ansiedad.

Y es por eso que estás aquí conmigo. Quieres ser libre.

Mientras reflexionamos sobre las decisiones que debemos tomar para experimentar una vida sin ansiedad, ten presente esto:

No me importa si eres oficial de policía,

un abogado,

una militar que regresa de su tercer despliegue,

una persona divorciada con dos hijos,

alguien que lucha contra la pobreza extrema o con una adicción severa,

un médico,

un pastor,

o un papá trabajador que solo intenta desenredar el mundo que le han dicho que debe tener del mundo que realmente quiere.

Te mereces una vida sin ansiedad.

Puedes elegirla, crearla, mantenerla y compartirla.

Para construir este tipo de vida, tendrás que aprender nuevas habilidades y considerar algunos cambios difíciles. Para algunos de ustedes, estos cambios serán menores y sencillos. Para muchos de nosotros, incluyéndome, nos costará toda nuestra forma de vivir.

He visto a innumerables hombres y mujeres hacerlo antes que tú. Yo también he pasado por eso.

Cuando estés listo, ¡vamos!

LAS 6 DECISIONES DIARIAS

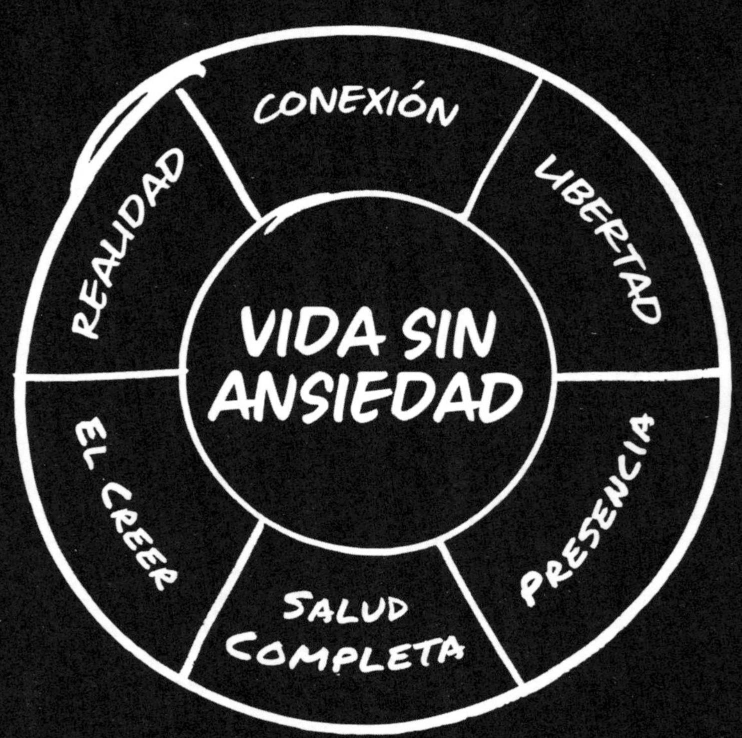

PUENTE

LAS SEIS ELECCIONES DIARIAS PARA UNA VIDA SIN ANSIEDAD

¿Así que estás listo para construir una vida sin ansiedad?

Va a ser difícil. Si no estás listo para esto, todavía estás a tiempo de dar marcha atrás.

Va a requerir que dejes de huir. Que te des la vuelta donde estás parado y enfrentes lo que te ha estado persiguiendo. Que te dirijas hacia el fuego.

Fuegos como el abuso en la infancia.

Cuando tu profesor dijo que nunca lo lograrías.

Cuando el gobierno te dice lo quebrantado, menospreciado y débil que eres.

Cómo tu mamá te dijo que eras feo, que nadie te podría amar y que no valías nada.

Las pérdidas. Los corazones rotos. Los trabajos perdidos. Los montones de cosas a dondequiera que mires.

Las cosas que viste en la guerra. Las adicciones. El perfeccionismo. La soledad. Tu mala salud o tu enorme carga de deudas. Tus creencias cambiantes.

Todo eso.

Vas a tener que voltearte y enfrentarlo. Y cuando estés listo, atravesaremos justo por en medio... juntos.

Piensa en las seis elecciones diarias como una forma de experimentar e interactuar con el mundo.

Serás bueno en algunas de ellas y te saldrán naturalmente. Serán tus recursos confiables. Otras elecciones serán difíciles, pero no imposibles. Te desafiarán, pero no serán complicadas de implementar. Las asumirás con relativa facilidad. Varias elecciones serán angustiosas de incorporar regularmente en tu vida. Brutales, incluso. Estas elecciones te harán sentir incómodo, asustado e incompetente. Tendrás que aprender formas nuevas y diferentes de vivir.

A medida que profundices en cada capítulo, toma nota de las secciones que te hacen pensar: «¡Imposible!» o «¡Esto es una tontería!» o «¡No hay manera de que pueda hacer esto!»

Este podría ser el lugar donde tus dragones están al acecho.

UNA Y OTRA VEZ

Las seis decisiones diarias no son algo que hagas una vez y ya está. "Son decisiones que tomarás, algunas minuto a minuto, otras década a década", que te pondrán en posición de ser resiliente frente a la adversidad. De dar, o incluso recibir, los golpes cuando lleguen. De levantarte cuando te derriben. Y créeme, te derribarán. Es solo cuestión de cuándo.

La mayoría de las personas piensan que pueden evitar tomar decisiones. Están convencidas de que pueden huir de la responsabilidad o del trabajo que implica construir una vida sin ansiedad.

Permíteme ser claro en esto: tomas decisiones todos los días.

Y estas decisiones están creando un mundo ansioso o uno libre de ansiedad.

Tú tienes la oportunidad de elegir.

Tú crees que puedes evitar la incomodidad al no elegir. Pero como cantaba la grandiosa banda Rush, *esto también es una elección.*

LAS SEIS GRANDES ELECCIONES

Las seis elecciones diarias son:

1. Elige la realidad
2. Elige la conexión
3. Elige la libertad
4. Elige estar presente
5. Elige la salud completa
6. Elige el creer

Estas elecciones no son lineales. Las he ilustrado como una rueda porque no comienzan ni terminan en ningún orden. Funcionan en sincronía unas con otras. Por supuesto, habrá días, o incluso temporadas, cuando una o más de estas elecciones resulte increíblemente desafiante o intencionalmente quede en segundo plano. Eso está bien. Estamos tratando de construir un tipo diferente de vida, no de ganar algún tipo de concurso existencial.

Como mencioné anteriormente, algunos de ustedes encontrarán una entrada fácil a las seis decisiones diarias saldando sus deudas y eliminando el desorden de sus vidas. Otros encontrarán su camino a través de su consejero o grupo de apoyo, su programa de ejercicios, o al separarse de una relación tóxica. Otros se cansarán de estar solos y se pondrán en contacto con un viejo amigo.

Algunos de ustedes siempre elegirán subir por las escaleras. Nunca le deban dinero a nadie. Aprendan a controlar sus pensamientos y a crear espacio entre el estímulo y la respuesta. Otros descansarán profundamente en su ancla a un poder superior. La creencia en algo más grande que ellos mismos.

Puedes comenzar por donde quieras. Pero no puedes tomar atajos ni saltarte pasos. Esto no es un juego de niños.

Y como se representa como una rueda, piénsalo así: El desequilibrio en un área eventualmente desalineará toda tu vida. Sabrás que tu vida está desalineada cuando te sientas ansioso, agotado o con un nivel de estrés incomprensible.

Puedes tener excelentes relaciones y un excelente terapeuta, y aun así estar en un ambiente laboral abusivo e inseguro… y tu cuerpo hará sonar las alarmas.

Puedes tener un gran trabajo y amistades sólidas, y aun así tener una relación desregulada con la comida, demasiadas deudas, y estar sepultado en cantidades interminables de cosas inútiles en tu hogar y vida digital... y tu cuerpo hará sonar las alarmas.

Puedes tener los mejores abdominales del mundo, más dinero que cualquier persona que conozcas e intentar mantener tu posición como el centro del mundo... y tus alarmas de ansiedad sonarán sin control.

Has estado tomando decisiones todo este tiempo y ni siquiera te habías dado cuenta.

Es momento de intentar algo completamente nuevo.

SOLOS, JUNTOS

Si decides avanzar al capítulo 4, la cosa va en serio.

Escribir este libro me cambió, y sabía lo que vendría. La mayoría de ustedes nunca volverá a ver el mundo del mismo modo. Ese es mi objetivo.

Para algunos de ustedes, las seis decisiones diarias les harán repensar, reexaminar y, en última instancia, cambiar gran parte de su vida. Algunos reimaginarán todo. Para otros, se darán cuenta de que están desajustados en algunas áreas, pero les va bien en todo lo demás.

Cada persona tendrá áreas donde puede profundizar y encontrar más paz. Algunos mediante un mayor esfuerzo, otros aprendiendo a soltar. Te guiaré en cada paso del camino.

Antes de continuar, interioriza estas dos verdades:

Nadie puede obligarte a enfrentar la tormenta.

Nadie.

Ni tu cónyuge, ni tus hijos, ni tu jefe. Ni tus amigos, ni tu mentor, ni tu pastor.

Debes tomar esta decisión por ti mismo.

Pero, no puedes enfrentar la tormenta solo. Es demasiado fuerte. Ha acabado con muchos antes que tú que eran más inteligentes, más fuertes y estaban mejor equipados.

Donde dos o más están reunidos, el ancla se mantiene firme.

Estás anclado, listo para avanzar.

Si estás listo para construir una vida sin ansiedad, pasa la página.

Aquí es donde todo cambia.

LAS 6 DECISIONES DIARIAS

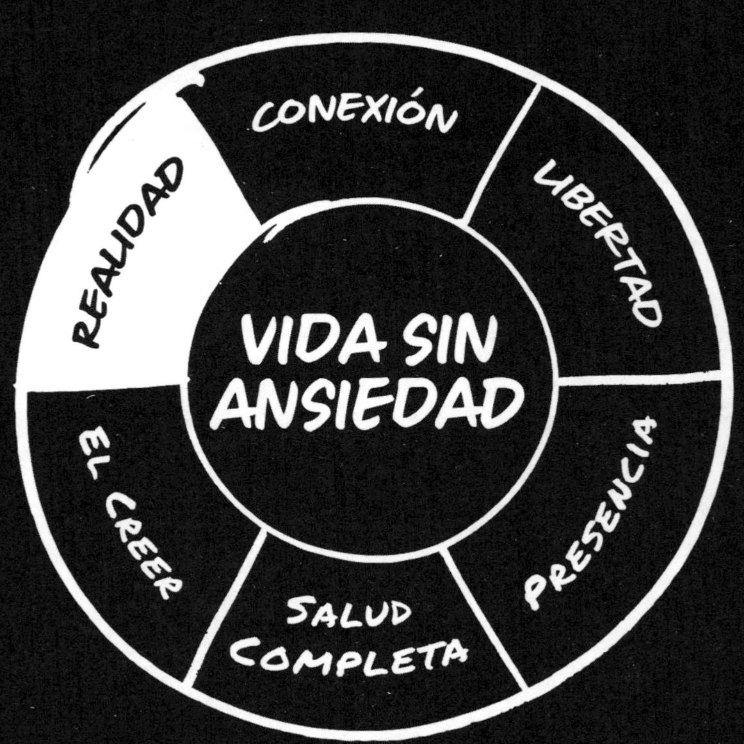

CAPÍTULO 4

ELIGE LA REALIDAD

Una vez me reuní con una mujer que estaba preocupada por su matrimonio. La llamaré Dana.

Dana y su esposo habían estado casados durante aproximadamente una década. Ella me contó que había mantenido una aventura con un compañero de trabajo por casi un año antes de que finalmente su esposo la descubriera. Su esposo quedó comprensiblemente destrozado; se separaron legalmente y él se mudó de la casa que compartían.

Después de algunos meses de separación, tanto Dana como su esposo decidieron intentar reavivar su relación. Fueron a terapia de pareja, comenzaron a salir un poco y estaban haciendo un esfuerzo por sanar su matrimonio.

Dana estaba constantemente atormentada por el hecho de que había hecho algo que nunca se creyó capaz de hacer: serle infiel a su esposo. Estaba totalmente comprometida a tratar de salvar su matrimonio. Cada pequeño paso hacia la reconciliación le ayudaba a respirar un poco más tranquila. Ella quería que su matrimonio funcionara.

El reacercamiento continuó durante meses y luego, de manera algo abrupta, su esposo dejó de responder a las llamadas. Dejó de contestar los mensajes de texto. No regresó a vivir a casa. Uno de sus amigos le dijo a Dana que lo había visto en algunas citas con otra mujer. Cuando Dana iba a su apartamento para recoger o dejar a su hija, hablaban brevemente, pero no había calidez ni conexión, solo un intercambio mecánico de información.

Dana se aferraba a un fantasma.

Me contó que no dormía por las noches. Estaba ansiosa, frustrada y sentía que perdía el control. Como si estuviera cayendo sin poder ver el suelo. Había acudido a mí para descubrir cómo animar a su esposo a seguir trabajando en su matrimonio. ¿Qué podía hacer para que él volviera a responder sus llamadas? ¿Qué podía decirle para reavivar su pasión? Dana buscaba desesperadamente alguna pieza faltante del rompecabezas.

Hubo un silencio profundo entre nosotros mientras esperaba que ella sintiera el peso de sus palabras. Palabras que había pensado, pero nunca pronunciadas en voz alta.

El silencio se sentía como una niebla.

Con toda la compasión posible, dije en voz baja:

—Dana... Tu matrimonio ha terminado.

Las lágrimas corrían por su rostro.

Después de un breve momento, pregunté:

—¿Tengo razón?

—Sí —dijo ella entre lágrimas.

Continué: —El comportamiento es un lenguaje. Tu esposo, a su manera cobarde y evasiva, te está diciendo todo lo que necesitas saber. Él ha decidido que ya terminó su matrimonio contigo, y ahora es cuestión de quién tiene el valor de desconectar este matrimonio del soporte vital.

Dana lloró. Con fuerza.

A mí también se me hizo un nudo en la garganta.

Que no quede duda: este fue un breve encuentro entre desconocidos. He visto matrimonios al borde del abismo como el suyo ser restaurados. Que ella y su esposo sanaran su matrimonio no era imposible, pero sí muy poco probable. Requeriría un compromiso radical de ambos. Requeriría un trabajo unificado, continuo y a largo plazo, casi con toda seguridad con terapeutas profesionales. Y en nuestra breve conversación, no escuché nada semejante. Escuché todo lo contrario.

El siguiente paso le correspondía a Dana. Ella tenía que elegir enfrentar la realidad de frente para que su mente, cuerpo y espíritu pudieran comenzar a ordenar el caos y descifrar la pregunta más aterradora que la mayoría de nosotros pasamos nuestras vidas evitando:

«¿Qué voy a hacer ahora?»

SIEMPRE ESTAMOS RESOLVIENDO LA REALIDAD

Cuando era niño, una de mis películas favoritas era *La magnífica aventura de Bill y Ted.* Debí haberla visto mil veces.

Trata sobre dos amigos cabezas huecas que fracasan tanto en la escuela como en su sueño de convertirse en estrellas de rock. Están viendo tranquilamente cómo sus vidas se van por el caño cuando alguien del futuro (Rufus, interpretado brillantemente por George Carlin) aparece para ayudarlos a aprobar la preparatoria y así puedan cumplir su verdadera misión: salvar el planeta y traer la paz mundial, todo a través del poder de su rock n' roll.[31]

Bill y Ted terminan viajando en el tiempo en una vieja cabina telefónica, reuniendo a personas de importancia histórica para un proyecto escolar final. Logran llevarse a Abraham Lincoln, Gengis Kan, Sigmund Freud, Beethoven y Juana de Arco, entre otros. Mientras vuelan por el tiempo y el espacio, múltiples versiones de Bill y Ted se dispersan en diferentes hilos temporales, algo así como una mezcla de *Volver al futuro, Tommy Boy* y *¿Quieres ser John Malkovich?*

En un momento crucial de la película, Rufus le dice a Ted: «No olvides dar cuerda a tu reloj». Rufus continúa explicándoles a Bill y Ted que mientras ellos viajan por el tiempo, tienen aventuras y conocen personas, el reloj en su ciudad natal sigue avanzando. Pueden estar viviendo experiencias y aventuras en tierras lejanas, pero siguen anclados a la realidad de su hogar. El reloj en San Dimas, dice Rufus, siempre está avanzando.

---

[31] La película es absurda, y ni siquiera me importa. Sean buenos los unos con los otros.

Recordé esta historia cuando me presentaron por primera vez el libro de Bessel van der Kolk, *The Body Keeps the Score*.[32] El reloj que no deja de avanzar en San Dimas me recordó a nuestra mente, cuerpo y espíritu. Porque sin importar a dónde vayamos, cuán exitosos seamos, cuánto dinero ganemos, cuán hermoso sea nuestro cónyuge, cuántas paredes construyamos dentro y alrededor de nuestras vidas para protegernos, o cuántos libros leamos, nuestro cuerpo siempre está llevando la cuenta. Nuestro cerebro siempre está explorando el mundo que nos rodea en busca de amenazas y peligros, a menudo influenciado por experiencias pasadas, con el objetivo de mantenernos con vida. Nuestro cuerpo siempre está haciendo sonar las alarmas.

Tu cuerpo sabe qué tan bien estás, sin importar cómo intentes adormecerlo o mentirle.

A medida que he estudiado y escrito sobre trauma agudo y secundario, he descubierto más acerca de cómo funciona nuestro sistema nervioso, me he reunido con investigadores y profesionales expertos, y he acompañado a personas durante momentos brutales llenos de duelo, he llegado a creer algo de importancia crucial: **Nuestros cuerpos están constantemente buscando resolver la realidad, incluso cuando nosotros no.**

---

[32] Lo sé, lo sé, probablemente no hay muchas personas que hayan leído *The Body Keeps the Score* (New York: Penguin Books, 2014) y hayan pensado de inmediato en *La magnífica aventura de Bill y Ted*, pero en fin... por eso vivo en el bosque y no tengo muchos amigos.

El maquillaje puede ocultar cicatrices, pero las cicatrices permanecen. Las vendas pueden cubrir heridas, pero las heridas siguen existiendo. Podemos usar máscaras, sentir lástima, crear distancia o fingir que las cosas son diferentes de lo que son, pero nuestro cuerpo sigue llevando la cuenta.

Tu cuerpo sabe si estás en una relación insegura y abusiva, incluso si él sigue diciéndote que te ama.

Tu cuerpo sabe que estás quebrado y peligrosamente cerca de un precipicio financiero, incluso mientras te adormeces emocionalmente comprando basura que no necesitas para impresionar a personas que ni siquiera te agradan.

Tu cuerpo sabe que tu pequeño negocio está fracasando, aunque no hayas revisado tus estados de pérdidas y ganancias durante meses.

Tu cuerpo sabe que tu esposa voltea rápidamente el teléfono boca abajo cada vez que entras a la habitación, incluso si te mientes a ti mismo diciéndote que ella solo está charlando con sus amigas.

Y cuando tu cerebro y tu cuerpo creen que no estás a salvo, harán sonar las alarmas.

PRIMERA ELECCIÓN

La primera elección para construir una vida sin ansiedad es la honestidad. Honestidad contigo mismo y con los demás.

Debes *elegir la realidad.*

Elegir la realidad es la práctica de hacer un inventario sincero de tu vida, tu trabajo, tus relaciones y tus valores. El autor de libros más vendidos, profesor y defensor de la educación, Dr. Parker Palmer, lo describe como dar un paso atrás para dejar de ver nuestras vidas en pequeños fragmentos y contemplar la «profunda verdad».[33] El ex Navy Seal y autor de bestseller Jocko Willink lo llama «ownership» [tomar responsabilidad].[34] El papá de mi amigo lo llamaba «plantarle cara al diablo».

Esto es enfrentar la verdad.

Tienes que elegir vivir en la verdad, por muy dolorosa y desagradable que sea. Elegir la realidad es el punto donde comienza toda sanidad y cambio.

LOS DOS LADOS

Cuando se trata de crear una vida sin ansiedad, hay dos caras de enfrentar la realidad: el lado oscuro y el lado luminoso. Exploremos ambos a continuación.

El lado oscuro es esa realidad aterradora o desafiante que te confronta directamente. Has sido herido, tus sueños están reducidos a cenizas y debes enfrentar los hechos.

- Tu perro está invadido por el cáncer y sumido en el dolor.

---

[33] Parker J. Palmer, *The Courage to Teach: Exploring the Inner Landscape of a Teacher's Life,* (San Francisco: Wiley, 2017), p. 65.
[34] Jocko Willink, *Discipline Equals Freedom: Field Manual,* (New York: St. Martin's Press, 2020), p. 19.

- Tu división en el trabajo sigue perdiendo dinero y pronto habrá despidos.
- Los deportes de competición están consumiendo tus fines de semana, tus días festivos, tu dinero y tus vidas.
- Compraste una casa mucho más cara de lo que podías pagar y te estás ahogando en deudas.
- Tu esposo dijo que ya no hablaba con ella... pero sigue escondiendo su teléfono.
- Tu mamá ya no tiene suficiente salud para vivir sola.
- No haces ejercicio, no duermes bien y tu dieta consiste en un 84 por ciento de comida rápida.

Este lado oscuro de la realidad consiste en reconocer las formas en que tu vida ha sido impactada por el trauma, y las maneras en que ha cambiado, o está cambiando, de forma negativa. El abuso. La deuda. El dolor. El abandono. Esas 30 libras de más. El mundo que sigue avanzando sin ti.

Además de enfrentar las cosas oscuras de la vida, también debemos ser honestos sobre las cosas buenas. La luz. Muchas personas con las que camino solo hablan de la oscuridad. Se niegan a reconocer las cosas buenas y hermosas. Atraviesan la vida con la cabeza agachada, negándose a ver la belleza, la risa y las bendiciones. Ignoran las formas en que el mundo está abierto para ellos.

No te equivoques: la luz y la belleza se pueden encontrar en todas partes.

- Tu cónyuge es tu fan número uno, especialmente desde que te despidieron.
- Tus dos hijos están sanos, son traviesos y están llenos de energía.
- Hay comida en tu refrigerador y nunca has conocido el hambre verdadera y paralizante.
- Tu calefacción funciona en invierno.
- Claro, no es el trabajo de tus sueños y el líder es un poco payaso, pero tienes un buen empleo, con un sueldo decente, y seguro médico para ti y tu familia.
- Experimentaste abuso en el pasado, pero has aprendido una tremenda determinación, resiliencia y, lo más importante, ahora estás a salvo.

Cuando no somos honestos acerca de la luz, internalizamos y nos identificamos con las cosas terribles que nos han hecho: «Todos están en mi contra», o «Soy una víctima de…». Al elegir la realidad, optamos por ver el espectro completo de la verdad. La oscuridad y la luz.

En una situación, no miramos la oscuridad porque estamos aterrorizados de lo que veremos. En la otra situación, somos incapaces o nos resistimos a reconocer la luz porque nuestros cuerpos están tan atrapados en la detección de amenazas y preparándose para el fin del mundo, que no podemos detenernos a oler nada, mucho menos las rosas.

Y mientras tanto, nuestras alarmas de ansiedad siguen sonando.

No estás roto y no estás loco

Si has experimentado una pérdida dolorosa, la pérdida de un ser querido, de una carrera profesional o de tu país de origen, o has sufrido racismo, pobreza extrema, o has sido empujado de alguna manera a los márgenes, enfrentar la realidad puede ser aterrador. Porque en tu vida, la realidad ha sido traumática. Este tipo de realidad nos deja sin base. Se siente como el final (que en algunos casos lo es). ¡Tu cuerpo debería estar tratando de llamar tu atención! Las alarmas de ansiedad significan que tu cuerpo está funcionando correctamente.

O quizás has dedicado tu carrera a esforzarte al máximo y ganar suficiente dinero para crear una vida cómoda para tu familia, pero también has reconocido que ni tu riqueza ni tus logros pudieron hacer que tus hijos quisieran pasar tiempo contigo. Tus alarmas pueden haber estado sonando durante algún tiempo, aunque parezca que lo tienes todo bajo control.

Por mucho que queramos fingir que podemos evitar la realidad, nuestros cuerpos lo saben.

He visto a profesores de alto perfil en enseñanza e investigación jubilarse y vaciar sus oficinas. Sus libros terminan en una pila de «Gratis–Llévese uno» en el pasillo; su puesto vacante se anuncia antes de que termine el mes. Nuestros cuerpos lo saben.

Mientras nuestros cerebros persiguen, logran y conquistan, nuestros cuerpos están atrapados en la realidad.

RACIONALMENTE IRRACIONAL

Enfrentar la realidad es un desafío tanto filosófico como práctico. Primero, como han descubierto por separado en sus estudios los autores de bestsellers y psicólogos de renombre internacional, el Dr. Dan Ariely y el Dr. Daniel Kahneman, las personas no somos seres racionales. Actuamos de maneras que no tienen sentido. Estamos programados y condicionados para evitar ciertas cosas, tomar decisiones emocionales incorrectas y, en general, actuar de forma ilógica. Por naturaleza, disminuimos la velocidad para observar un accidente automovilístico. Desplazamos obsesivamente la pantalla en busca del siguiente titular trágico. Seguimos meditando en la imagen de nuestro hijo justo después de que se fracturó el brazo.

Nuestro cerebro quiere que nunca olvidemos los horrores del mundo que nos rodea (recuerda los pines de localización del capítulo 3). Quiere que estemos siempre preparados para la siguiente calamidad. Esta naturaleza protectora tiene sentido, pero implica una sensación de control sobre el mundo que tú y yo realmente no tenemos.

Tú no causaste el accidente automovilístico.

O la implosión económica.

O la partida de tu padre.

Así que nuestros cerebros suelen perseguir soluciones a problemas irresolubles. Y cuando no puede resolverlos en el pasado, los proyecta hacia un futuro desconocido. De esta manera, estamos programados para ser racionalmente irracionales y sensatamente insensatos. Nuestros cuerpos corren a toda velocidad en una rueda de hámster que no lleva a ninguna parte.

Además, somos más fuertes de lo que creemos y capaces de soportar mucho más de lo que pensamos. Es así como a menudo podemos atravesar la realidad, pretendiendo que no se aplica a nosotros. Todos hemos logrado, en algún momento u otro, posponer las consecuencias para el futuro. Nuestros cuerpos tienen mecanismos incorporados que nos permiten funcionar ante grandes tragedias, dificultades o pérdidas, por un tiempo. Tenemos habilidades protectoras psicológicas y físicas que nos hacen posible mantener cierto equilibrio, a menudo en total negación de la realidad durante un tiempo, pero a un gran costo para nuestra salud y bienestar a largo plazo. Moriremos por el tabaquismo, la obesidad y el alcoholismo... más tarde.

Una vez, una amiga me contó que estaba convencida de que su esposo le era infiel. Pero en lugar de preguntarle directamente (por cierto, él no le estaba siendo infiel), eligió ignorarlo porque no podía lidiar con lo que podría encontrar al otro lado de la infidelidad. Simplemente siguió adelante como si nada, fingiendo que todo estaba bien, ignorando la realidad y las alarmas de ansiedad. Años después, cuando la realidad de los secretos, la desconexión, las acusaciones y la desconfianza salieron a la luz, presencié cómo el matrimonio de mi amiga casi estalla como una supernova.

Y así es como vive la mayoría de nosotros. Ignorando. Fingiendo. Postergando. Esperando motivación o sentimientos.

Culpando a todos los demás. O escupiéndonos a nosotros mismos en el espejo. Ignoramos la luz o la oscuridad o ambas.

Evitamos la realidad.

Simplemente asumimos que podemos comer lo que queramos, o nunca ejercitarnos o dormir. Fingimos que solo otras personas se enferman, o que podemos agotar nuestra línea de crédito para una idea de negocio sin un plan alternativo, y que de alguna manera todo saldrá bien.

Como señala el autor bestseller, Ryan Holiday: «Muchísimas personas no tienen un plan alternativo porque se niegan a considerar que algo podría no salir exactamente como desean».[35] Pasamos tiempo preocupándonos por el apocalipsis, pero no tenemos un fondo de emergencia o un par de amigos a quienes llamar en medio de la noche. Y debido a los extraordinarios avances tecnológicos y sociales realizados en los últimos 200 años, a menudo no tenemos que enfrentar la realidad durante largos períodos.

DISTRAÍDOS DE LA REALIDAD

A decir verdad, como las personas más distraídas de la historia, elegir la realidad es increíblemente difícil.

¿Para qué invertir tiempo y energía en un plan de respaldo, ir a que me saquen sangre o tener una conversación extremadamente difícil con mi esposa cuando puedo pasar

[35] Ryan Holiday, *The Obstacle Is the Way: The Timeless Art of Turning Trials into Triumph* (New York: Portfolio/Penguin, 2014), p. 140.

horas en la última aplicación (o haciendo cualquier otra cosa, en realidad)? Es demasiado fácil desconectarse y mirar hacia otro lado. En lugar de enfrentar la realidad, podemos deslizar, navegar, comprar y consumir en exceso hasta llegar a una indiferencia total.

No estoy siendo derrotista. Sí, hay momentos para ser valiente contra probabilidades abrumadoras. La historia se construye sobre aquellos que tiraron la precaución por la ventana y fueron tras lo imposible. Los Elon Musk y Steve Jobs del mundo que ignoraron la realidad e hicieron magia… Los Astros ganaron la Serie Mundial sin hacer trampa… Reconozco que lo imposible sucede.

Pero estos son casos extremadamente atípicos. Cisnes negros.[36] Muy, muy, muy fuera de la curva normal.

Si tenemos montañas de deudas, sin ahorros personales ni fondo de emergencia, y estamos tirando nuestro tiempo y dinero en trucos especulativos como las monedas digitales, no estamos viviendo en la realidad. Si no tenemos amigos y no tenemos las habilidades para mantener una conversación difícil pero amorosa, estamos viviendo en un mundo de fantasía. Si nuestro negocio se está desmoronando y solo seguimos apretando el control sobre nuestros empleados y enojándonos cada vez más, estamos disparando flechas al blanco equivocado.

Y nuestro cuerpo lleva la cuenta.

---

[36] La obra maestra de Nasim Nicholas Taleb, *The Black Swan: The Impact of the Highly Improbable* (New York: Random House, 2008).

EL PLAN DEL METEORITO

Cuando estaba en las oscuras profundidades de mi temporada de ansiedad, era difícil soportarme. Una vez durante esta temporada, me senté con mi gran amigo Todd, un mago de las finanzas de Texas. Lo bombardeaba con un millón de preguntas sobre la moneda, la solvencia estatal y federal, el impacto de las tasas de bonos en los índices de deuda y qué íbamos a hacer cuando el dólar llegara a cero.

En cierto momento me detuvo y me dijo algo que cambió mi vida:

—¿Sabes, John? Yo no tengo un plan para meteoritos.

—No entiendo lo que dices —respondí.

Él repitió: —No tengo un plan para meteoritos—. Luego continuó: —Si el dólar estadounidense pierde su valor y el mercado de valores desaparece, vas a estar peleando con tu vecino por el agua que tiene. Tu vecino podría intentar robar tus mascotas para alimentarse. No tengo un plan para eso. ¿Es arriesgado invertir? Por supuesto. ¿Es arriesgado no hacer nada? Por supuesto. Voy a analizar la información que tengo y tomar las mejores decisiones que pueda de ahora en adelante. Y después de eso, si nos golpea un meteorito, me ocuparé de ello cuando suceda.

¡Pum! Me golpeó justo entre los ojos. Me estaba negando a ver la luz. Estaba obsesionado con la fantasía en la oscuridad.

Desde esa conversación, he descubierto discretamente que los hombres y mujeres más inteligentes y exitosos que conozco no tienen un plan para el apocalipsis. No porque tengan deseos de morir, sino porque entienden que hay poco para lo que prepararse cuando llega el fin de los tiempos. Tu bolsa de emergencia no te llevará muy lejos.

Ahora no me malinterpretes: sí tengo algunos congeladores y un jardín enorme. Estoy pendiente de los meteoritos. Mi buen amigo John es un ex Navy Seal, y lo llamo cuando parece que las cosas están a punto de estallar. Pero no ando con la cabeza en las nubes, conteniendo la respiración por el fin de los tiempos.

No estar ansioso no significa tratar de ignorar cada cosa desagradable y fea. Evitar las alarmas las hace más fuertes y ruidosas. No estar ansioso tampoco significa imaginar y tratar de resolver cada escenario catastrófico en mi vida actual. Esto es una tarea inútil. Una pérdida de tiempo. Una forma de evitar conocer a mis vecinos, amar a mi familia y cuidarme a mí mismo. Debemos ocuparnos de las «colas largas»[37] en ambas direcciones y enfrentar nuestra realidad actual.

EL AMOR LASTIMA, Y LA REALIDAD DUELE

La vida real es difícil. Está presente cada día y nunca se detiene. Y entonces alguien a quien amas fallece o recibes el diagnóstico de tu hijo, y se vuelve aún más difícil. Construir una vida sin ansiedad se trata de reconocer: La realidad duele. Por más que grites y te enojes, no vas a cambiar los

---

[37] Las «long tails» (colas largas) son una representación del riesgo estadístico. Lee *The Black Swan* de Taleb, páginas 223–225, para una explicación elocuente.

resultados de las elecciones. Ni te devolverá tu trabajo. Ni convencerá a tu ex de regresar.

Elegir la realidad es asumir que tus hijos no te hicieron alzar la voz. Ellos no tienen ese tipo de poder. Tú estabas desprevenido, cansado, estresado e impaciente, y te desquitaste con ellos.

Elegir la realidad es reconocer que el barista con 41 insignias en su chaleco no te hizo actuar de forma grosera. Él solo estaba haciendo su trabajo, aunque mal, y tú perdiste los estribos. Ya estabas de mal humor cuando hiciste tu pedido. Elegiste actuar como un niño. Tomaste una decisión.

Elegir la realidad significa asumir la responsabilidad por la comida que consumes. O tomar un segundo y tercer trabajo durante 18 meses y perderte las obras escolares y los partidos de baloncesto de tu hijo para que finalmente puedas saldar tus deudas.

Y podríamos seguir y seguir.

Elegir la realidad consiste en hacer un inventario de los *desafíos* en tu vida, tus relaciones, tu familia, tu lugar en el mundo, y ser honesto sobre dónde estás en comparación con dónde querías estar.

Elegir la realidad también implica hacer un inventario de las *cosas buenas* en tu vida y ser honesto sobre cómo ignoras lo bueno y, en cambio, dedicas tiempo a adorar lo negativo, lo vacío, lo desagradable. Cómo ves videos de YouTube sobre Pie Grande en lugar de jugar a los trenes con tu hijo. O te quedas pegado a programas de opinión política en vez de patear el balón de fútbol con tu hija.

Para millones y millones de nosotros, cuando bajamos la guardia, dejamos de correr en pequeños círculos de ansiedad y hacemos un inventario sincero de nuestras vidas, la realidad puede ser devastadora, desgarradora y francamente aterradora.

Pero para sanar de la ansiedad, debemos dejar de evitarla o darle vueltas.

Tenemos que atravesarlo.

EL PAPEL DEL DUELO Y LA EVASIÓN DE LAS DIFICULTADES

En *Own Your Past, Change Your Future*, escribí ampliamente sobre la importancia crucial del duelo en la vida de una persona que sana y se hace íntegra. El duelo implica experimentar tristeza, a veces como un arroyo superficial y otras como un mar embravecido. Es agotador y desagradable, diferente para cada persona, y con frecuencia entramos en el proceso de duelo sin ningún plan. Francamente, la mayoría de nosotros simplemente intentamos evitarlo, esperando que desaparezca por sí solo.

Un aspecto de las vidas llenas de ansiedad que hemos creado para nosotros mismos proviene de nuestra obsesión por evitar la incomodidad. De no querer sentirnos mal. O querer evitar el llanto desconsolado, la conversación difícil, o el hecho de que ya no puedes permitirte vivir en tu ciudad.

Durante las últimas décadas, nos hemos encontrado en un pequeño fragmento de la historia donde las necesidades básicas como la comida y el refugio se han vuelto ampliamente disponibles. Esta era de abundancia nos ha permitido desconectarnos de realidades emocionales como el duelo. La muerte. La frustración. La desilusión. Ahora tenemos energía, espacio y distracciones para escapar de la tristeza. Y nos está costando nuestras propias almas.

A medida que los estándares de vida han aumentado, hemos desplazado nuestras preocupaciones colectivas: del intento de sobrevivir al intento de estar cómodos. Al mismo tiempo, hemos continuado patologizando cada vez más la incomodidad. Hemos convertido en enemigo todo lo que es incómodo o difícil. Y nuestras alarmas están sonando.

El rostro del duelo

Para crear una vida sin ansiedad, debemos elegir la realidad, y a veces eso significa invitar a la tristeza y al duelo como compañeros de viaje.

La realidad, para todos nosotros, implicará dolor.

El Dr. George A. Bonanno, autor y profesor de psicología en la Universidad de Columbia, señala lo que han revelado grupos de investigación: «con la tristeza viene la precisión».[38] El duelo funciona como un agente clarificador para el cuerpo. Bonanno añade: «Los estudios han demostrado

---

[38] George A Bonanno, *The Other Side of Sadness: What the New Science of Bereavement Tells Us About Life After Loss* (New York: Basic Books, 2019), p. 45.

que las personas a quienes se les induce tristeza son... más precisas en la forma en que ven sus propias habilidades y desempeño, y también son más reflexivas y menos parciales en sus percepciones de otras personas... En general, entonces, la tristeza nos ayuda a enfocarnos con precisión y promueve una reflexión más profunda y efectiva».[39]

No existe una vida sin ansiedad que no incluya también tristeza. Sin dolor. Sin incomodidad. Debo elegir afligirme por estas cosas junto con las realidades desgarradoras, a veces indignantes, que otros enfrentan y que me hacen sentir débil. Impotente. Triste.

- Alguien romperá el corazón de mi hijo. Alguien le dirá algo desmoralizador y desagradable a mi hija. Alguien le robará a mi familia, mentirá sobre mí en internet o tomará una decisión que lastime a las personas que amo.
- Alguien cercano a mí será diagnosticado con cáncer terminal, o demencia, o alguna otra enfermedad, y nada de lo que yo haga podrá salvarlo.
- Alguien que desprecio será elegido presidente. Habrá hambrunas y guerras y rumores de guerras, terremotos y derrames de petróleo e inundaciones.

Esta es la verdad. Esta es la realidad.

Pero esto es lo asombroso.

---

[39] Bonanno, *The Other Side of Sadness,* p. 46-47.

Al otro lado del duelo está la acción: el descubrimiento del significado, o a veces la creación de este. Es decidir hacia dónde vamos desde aquí. Es reunir una tribu a tu alrededor, hacer un plan y dar un pequeño paso vacilante en una nueva dirección.

Al otro lado del dolor está el *respiro*. Hay un gran alivio en aceptar la realidad.

Al otro lado del dolor está la *compasión*. Encontramos la gracia. Y esa gracia se extiende hacia nosotros mismos y hacia quienes nos rodean.

Al otro lado del dolor está la *valentía*. Puedo mirar hacia la oscuridad, rodeado de personas que amo y en quienes confío, y dirigirme hacia la luz. Puedo creer. Puedo esperar. Puedo buscar la belleza una vez más.

Puedo elegir la realidad.

Viviendo en la paradoja: Controlando lo que podemos controlar

Al cerrar este capítulo, quiero dejar algo perfectamente claro: No tomamos buenas decisiones cuando estamos asustados. O solos. O ansiosos. O deprimidos. O ebrios. De hecho, cuando estamos en modo de lucha, huida o parálisis, nuestro cerebro no quiere desperdiciar recursos valiosos en pensamientos racionales.

¡Solo quiere que CORRAMOS! ¡O que nos DEFENDAMOS! ¡O que nos HAGAMOS LOS MUERTOS!

El autor bestseller y místico franciscano Richard Rohr explica: «Sí, la mente y la razón son necesarias, pero deben aprender a distinguir entre lo que está a su alcance y lo que está más allá de su alcance. Sí, la mente es brillante, pero cuanto más la observamos, más vemos que también es obsesiva y repetitiva».[40]

Ahora que entendemos esto, permíteme ofrecerte dos pasos cruciales para elegir la realidad.

Primero, cuando nos disponemos a cambiar nuestra vida, no podemos hacerlo por nosotros mismos. Soy un texano de pura cepa. Créeme, lo he intentado. Mirar tu propia alma, completamente solo, es como mirar directamente al sol. Es hermoso y aterrador, y te dejará ciego.

He descubierto que la única manera en que puedo elegir y ver la realidad en la mayoría de los casos es teniendo a alguien conmigo. Un amigo, un mentor, un consejero, un pastor, un coach. Necesito a otras personas.

El otro paso hacia elegir la realidad es hacer un inventario básico. Cuando mi buen amigo, el Dr. Layne Norton, me estaba ayudando con algunas metas nutricionales, me dijo: «Si no lo mides, no puedes cambiarlo». Resulta que la realidad de cuántas calorías estaba consumiendo era diferente a las que yo pensaba que consumía. En las inmortales palabras de Lloyd Christmas: «Estaba muy equivocado…»

---

[40] Richard Rohr, *The Naked Now: Learning to See as the Mystics See* (New York: Crossroad, 2009), p. 55.

Al hacer un inventario de la realidad, debemos observar los detalles y también dar un paso atrás para medir el panorama, buscando patrones, sombras y retazos de luz. Quieres reconocer: ¿Qué tan bueno es realmente mi matrimonio? ¿Cuánto peso he ganado? ¿Qué tan rota está mi relación con mi hija? ¿Qué tan poco duermo en realidad? Tienes que mirar fijamente tanto a la luz como al vacío.

Así que preparémonos, saquemos tanto nuestra lupa como nuestro telescopio, y reunamos a nuestra gente a nuestro alrededor. Elijamos la realidad.

ELIGE LA REALIDAD

Resumen del capítulo y próximos pasos

Resumen:

- Debes elegir enfrentar la realidad. La realidad es tu punto de partida para trazar un nuevo rumbo.
- Elegir la realidad es la única manera en que tu cerebro, cuerpo y espíritu pueden comenzar a discernir lo que es verdadero, lo que es falso y qué vas a hacer al respecto.
- Hacer un inventario de los *desafíos* en tu vida, tus relaciones, tu familia, tu salud, tu posición en la vida, y ser honesto acerca de dónde estás frente a dónde querías estar, te ayudará a identificar la brecha entre cómo deseas que sea tu vida y la realidad actual.

- Además de enfrentar las cosas oscuras de la vida, también debemos ser honestos acerca de las cosas buenas. La luz, la belleza, la risa y las bendiciones.
- Para sanar de la ansiedad, ya no debemos evitarla ni rodearla. Tenemos que atravesarla.

Qué hacer:

- Crea un espacio para hacer un inventario de tu vida, tu trabajo, tus relaciones y tus valores. *Aparta tiempo para este ejercicio de journaling.* Anótalo en tu calendario y cúmplelo.
- Saca un cuaderno viejo. Es hora de escribir HECHOS sobre estas áreas clave de tu vida. Sé honesto.

Relaciones

- ¿Cuál es el estado de mi matrimonio?
- ¿Cómo es mi relación con mis hijos?
- ¿Cómo es mi relación con mis compañeros de trabajo?
- ¿Cómo es mi relación con mis padres? ¿Con mis hermanos?
- ¿Cuántos amigos cercanos tengo?

Salud

- ¿Tengo sobrepeso? ¿Cuántos medicamentos estoy tomando?
- ¿Tengo dolor crónico, alguna enfermedad y/o estrés?

- ¿Cómo estoy comiendo? ¿Estoy honrando a mi cuerpo?
- ¿Con qué frecuencia bebo alcohol?
- ¿Hago ejercicio e incorporo movimiento físico desafiante en mi vida diaria?

Dinero

- ¿Cuánta deuda tengo?
- ¿Cuánto efectivo tengo en el banco?
- ¿Cuánto tengo ahorrado para mi jubilación?
- ¿Cuál es mi relación con el dinero?
- ¿Tengo o estoy en camino de tener suficiente dinero para jubilarme?

Carrera

- ¿Tengo un propósito en mi trabajo?
- ¿Me entusiasma comenzar a trabajar cada día?
- ¿Es mi trabajo desafiante y apropiadamente difícil para mantenerme inspirado y comprometido?
- ¿Recibo una compensación justa por lo que hago?
- ¿Está mi ambiente laboral contribuyendo a mi salud emocional y física general o está perjudicándola?
- ¿Mi trabajo importa?

Pregúntate:

- ¿En qué aspectos de mi vida me está yendo bien?
- ¿Cuáles son algunas áreas de mi vida que me gustaría cambiar?

- ¿Me gusto? ¿Estoy orgulloso de la persona que soy y en quien me estoy convirtiendo?
- ¿Me gusta cómo me siento? ¿Me gusta cómo me veo?
- ¿Soy un buen esposo/amigo/miembro de la comunidad?

LAS 6 DECISIONES DIARIAS

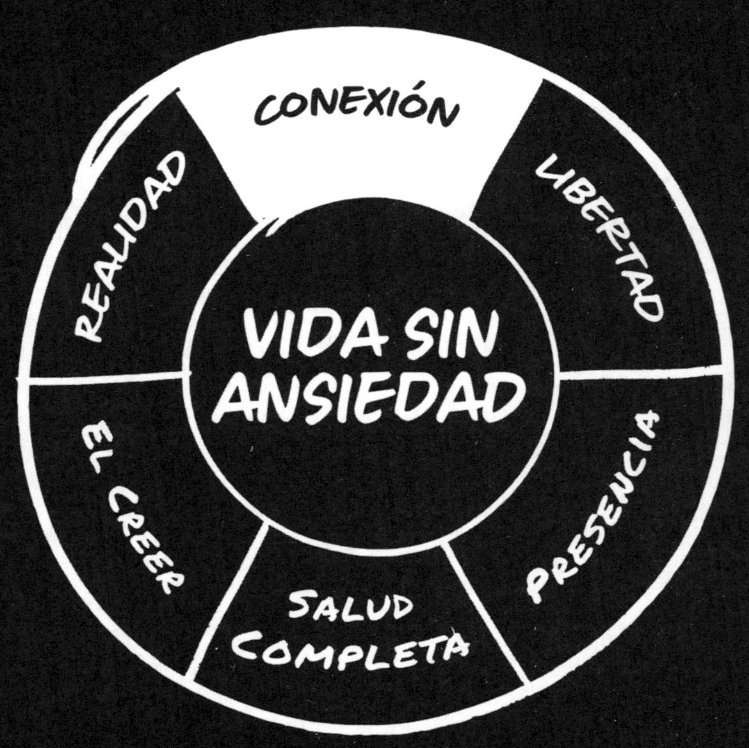

CAPÍTULO 5

ELIGE LA CONEXIÓN

If the sky that we look upon should tumble and fall
[Si el cielo que contemplamos
llegara a derrumbarse]
Or the mountains should crumble to the sea
[O si las montañas se desmoronaran hacia el mar]
I won't cry, I won't cry
[No lloraré, no lloraré]
No, I won't shed a tear
[No, no derramaré ni una lágrima]
Just as long as you stand, stand by me.
[Mientras tú permanezcas, permanezcas a mi lado].

Ben E. King, «Stand By Me», 1962

Cuando comencé a conducir un programa y podcast de llamadas de oyentes, me sorprendió muchísimo que la gente realmente llamara a un desconocido y se abriera para hablar de sus vidas sexuales, adicciones, hijos con necesidades especiales, tragedias familiares y diagnósticos de salud mental.

Al principio, a menudo soltaba sin pensar: «¿Por qué en el mundo me llamas con una pregunta tan personal? ¡Solo soy un payaso en un podcast! ¡Ni siquiera me conoces!»

Y prácticamente cada vez, la respuesta era la misma: «Amigo, no tengo a nadie más a quien llamar».

Yo también he tenido esos momentos. Como el día que me enteré de que *Own Your Past, Change Your Future* alcanzó el número uno en la lista de los más vendidos. Me enteré cuando iba camino a una firma de libros; fue surrealista y bastante genial. Un pequeño grupo de nosotros iba en el auto, el equipo principal que había trabajado incansablemente para lanzar mi nuevo libro al mundo. Celebramos, nos detuvimos a comprar champán y nos dirigimos a la librería.

Algunas personas del trabajo me llamaron para felicitarme. Fueron llamadas maravillosas.

Llamé a mi esposa y a mi mamá y les conté.

Y luego llamé…

A nadie.

No sé por qué. Mis amigos más cercanos se habrían emocionado al escuchar la noticia. Pero simplemente me acobardé.

Hice la firma de libros y estuve con la gente hasta tarde. De vuelta en el hotel, me puse unos shorts y una camiseta para luego sentarme tranquilamente a solas. Tengo amigos maravillosos, extraordinarios. Los mejores de los mejores. He conocido a algunas de estas personas por décadas o más. Pero durante las semanas anteriores, me había encerrado frente a mi computadora: escribiendo, editando, publicando blogs y artículos, y participando en innumerables entrevistas con medios. Estaba súper ocupado con el trabajo, mi programa, con las ediciones del libro, así como con mis hijos y mi esposa. Y las fiestas fueron caóticas, y luego estuve de viaje.

Lo que había comenzado como varias semanas con una agenda apretada se convirtió en seis meses. Para algunos de mis amigos, seis meses se habían convertido en más de un año. Y me parecía ridículo tomar el teléfono y comenzar a llamar a personas con las que no había hablado en todo ese tiempo para declarar: «¡ACABA DE PASARME ALGO GRANDIOSO!»

Y así me quedé sentado en la cama del hotel un rato más. Dejé el teléfono a un lado, me cepillé los dientes e intenté dormir.

Esperaba que alguien me llamara. Como era de esperar, nadie lo hizo.

CORRIENDO PARA LLENAR EL VACÍO

Para millones de nosotros, así es nuestra vida. Nos ocupamos, nos casamos, nos mudamos. Luego ocurre el primer divorcio en tu grupo de amigos, llega el primer hijo, y pasamos de reunirnos todos los días a una vez al mes y a largos hilos de mensajes de texto. De ser el mejor amigo inseparable a la persona a quien envío memes.

Seguimos con la intención de ponernos en contacto. De llamar y preguntar cómo están.

Pero no lo hacemos.

Y casi de la noche a la mañana, como cultura, nos hemos vuelto tan, tan solitarios. Con muy poco aviso, nos estamos exigiendo hacer algo que nunca, nunca antes habíamos hecho. Le estamos pidiendo a nuestro cuerpo, mente y espíritu que se encarguen de todo, completamente solos.

Estamos solos.

Y no, esto no es palabrería pseudocientífica, ni propaganda política, ni espiritualización excesiva. Esto es neurociencia, psicología cognitiva y sentido común.

Para construir una vida sin ansiedad, tienes que elegir invitar a otras personas a tu vida. Rodilla con rodilla y hombro con hombro. Tienes que elegir ser abierto. Tienes que elegir afrontar los momentos incómodos. Tienes que elegir no vivir una vida de aislamiento.

Debes elegir la conexión.

LA ENCUESTA DICE...

En 2022, el equipo de investigación de Ramsey Solutions realizó un estudio exhaustivo sobre la salud mental, las relaciones y el bienestar de miles y miles de estadounidenses.[41] Aquí hay algunas de las cosas que encontramos:

---

[41] "The State of Mental Health," Ramsey Solutions, 2022.

El 82 por ciento de las personas dicen que aquellos con quienes pasan más tiempo no los conocen profundamente. Vaya. Ocho de cada 10 de ustedes están conviviendo con personas que no saben que están luchando con su fe, o con su peso, o que ya no se sienten atraídos a su cónyuge. O que están desesperadamente preocupados porque su hija sufre acoso escolar o porque tal vez no puedan conservar su casa.

El 68 por ciento dice tener tres o menos amigos cercanos. No pasen por alto esto. Casi siete de cada 10 de ustedes dicen que tienen tres o menos amigos cercanos. Son esas personas a quienes llamarían si su papá estuviera en cirugía. O si su auto se descompusiera. O si estuvieran fuera de la ciudad y su teléfono les notificara que había una ruptura en la tubería principal de agua de su casa. Son a quienes llaman cuando necesitan ayuda o un lugar al que recurrir.

Más de la mitad (54 por ciento) de los encuestados informaron que no tienen un amigo al que se sientan cómodos llamando en medio de la noche para una emergencia. Esto es un golpe directo al corazón.

La mitad de ustedes no tiene a nadie a quien llamar, ni siquiera en caso de emergencia. Imaginen que su cuerpo se acuesta a dormir cada noche y la parte más profunda de su cerebro, responsable de mantenerlos con vida, mira a su alrededor y reconoce que no tienen a nadie que pueda ayudarlos si sufren un ataque severo de asma. O si resbalan al salir del baño a las 4 de la madrugada. Es como despertar y descubrir que no tienen un lugar al que llamar hogar. O que no tienen seguro. O que no tienen un fondo de emergencia. Así están ustedes sin una red de seguridad, y su cuerpo lo sabe.

Te guste o no: **otras personas son tu fondo de emergencia para la vida.**

Las dificultades y emergencias vendrán a tocar a tu puerta. Y cuando no tengas a nadie a quien llamar, tu cerebro nunca te dejará descansar. Constantemente estará haciendo sonar las alarmas.

Casi la mitad (el 47 por ciento) de las parejas casadas admiten tener dificultades con la intimidad sexual, y el 40 por ciento tiene dificultades con la intimidad emocional con su cónyuge. Este dato se clavó profundamente en mi alma.

Con nuestro cónyuge, hemos hecho planes a largo plazo juntos. Compartimos un hogar, una cama y una vida. En muchos casos, hemos criado, o estamos criando, hijos juntos. Nos acompañamos mutuamente durante el cáncer de nuestros padres, durante la pérdida de empleo y durante las enfermedades. Somos corresponsables en la crianza, en los ingresos y en la administración de todo. Sin embargo, a pesar de todo esto, no sabemos cómo decir:

«Necesito más de nuestra vida sexual».

«No me gusta cuando haces eso».

«Necesito que me ayudes más con la casa y con los niños».

«Estás más conectado a tu teléfono que a mí, y estoy empezando a buscar validación en otras personas».

Esto va mucho más allá de tener conversaciones difíciles. Se trata de cómo nuestras almas se vuelven polvo mientras compramos autos nuevos, elaboramos planes de jubilación y revisamos solicitudes universitarias.

Casi de la noche a la mañana en nuestro mundo, no podemos hablar con las personas que amamos, mucho menos con nuestros vecinos o extraños. Tenemos pocos amigos cercanos o ninguno. Casi no tenemos amigos a quienes llamar en medio de la noche. Ni siquiera podemos decirles a nuestros cónyuges lo que necesitamos. Estamos rodeados de personas todo el día, pero nos encontramos solos en medio de una multitud.

¿Sabes por qué los hombres de 40 años se reúnen para hacer parrilladas y fumar puros mientras siguen contando sus historias de fútbol americano de la preparatoria? ¿O aquel concierto al que todos fuimos, aquella vez que Mike perdió la oportunidad de salir con aquella chica, o el venado que Justin casi cazó con su arco? ¿Sabes por qué las mejores amigas todavía planean escapadas de una noche y se mueren de risa recordando la alocada despedida de soltera de Brittany, o aquel viaje de esquí que todos hicieron durante las vacaciones de primavera en 2004? ¿Alguna vez te has preguntado por qué tus amigos y colegas que son veteranos militares o ex socorristas siempre se reúnen para compartir historias de guerra o de situaciones en que casi perdieron la vida?

Porque esa fue la última vez que formaron parte de algo más grande que ellos mismos.

Fue la última vez que realmente pertenecimos a algo.

Después de eso, nos dispusimos a vivir la vida solos.

EL CASTIGO DEL PRISIONERO

Cuando un prisionero viola las reglas de su cárcel, es enviado al aislamiento. El hoyo. Después de que un juez y un jurado han privado a una persona de sus libertades y la han encerrado, todavía hay un castigo más que puede imponerse.

Lo sacan de la presencia de otros prisioneros y lo obligan a pasar tiempo solo. Completamente solo.

Algunos psicólogos investigadores consideran el aislamiento una forma de tortura.

Y ahora esto somos todos nosotros. Nos lo estamos haciendo a nosotros mismos.

¿Alguna vez te has sentado en una mesa rodeado de familiares y amigos, de personas que se preocupan por ti, quizás en una reunión familiar, un gran evento de trabajo, un baby shower o una comida compartida de la iglesia, y te has sentido completamente solo? ¿Alguna vez has tomado tu teléfono por centésima vez y te has dado cuenta de que nadie te ha enviado un mensaje? ¿O tienes 29 mensajes de texto pidiéndote algo… pero nadie preguntándote cómo estás? ¿Alguna vez has cerrado tu laptop al final del día después de trabajar desde casa y te has dado cuenta de que no escuchaste la voz de nadie que no estuviera en un podcast?

Este es el mundo que hemos creado.

LAS ALARMAS DE LA SOLEDAD

¿Cómo se conecta la soledad con la ansiedad?

Como hemos comentado, nuestro cerebro está constantemente explorando el entorno en busca de amenazas. Ya sea que estemos prestando atención conscientemente o no, nuestro cerebro está monitoreando personas, cosas o situaciones que podrían hacernos daño. Y cuando nos sentimos solos, el cuerpo intensifica la detección de amenazas. Eleva el nivel básico de alerta porque conoce un hecho crítico: *estás aquí por tu cuenta.* No puedes confiar en tu tribu para detectar el peligro, y no tienes a nadie más que pueda encender el fuego o recolectar alimentos mientras tú montas guardia.

Estás por tu cuenta, y tu cuerpo lo sabe.

Cuando tu cerebro identifica que estás completamente solo, libera cortisol y adrenalina en el torrente sanguíneo: *¡Este es un problema que debes resolver YA!*

¡Esto es una emergencia! ¡Una crisis! ¡Que suenen las alarmas!

Hay una activación en todo nuestro eje HPA (hipotalámico-pituitario-adrenal). Los glucocorticoides se liberan en el torrente sanguíneo, afectando múltiples sistemas orgánicos, para preparar al cuerpo para la guerra.

Aquí hay algo más: cuando nuestro cerebro reconoce que estamos solos, divide el mundo entre nosotros y ellos. Quién es seguro y quién no. Sobre identifica a personas y situaciones como amenazantes porque, cuando se trata de sobrevivir, es mejor asumir que algo es una amenaza y equivocarse (y seguir vivo) que ignorar algo y terminar muerto.

Sentirse solo nos hace percibir y ver amenazas que en realidad no existen. Amenazas que no son reales. Sin embargo, los sentimientos y las emociones comienzan a abrumar nuestro cuerpo, sumándose a las otras formas en que nuestro cuerpo intenta llamar nuestra atención. De repente, nos convertimos en un manojo de ansiedad y pánico.

Investigadores como John Cacioppo, Louise Hawkley, Sarah Pressman y muchísimos otros han pintado un panorama claro pero aterrador de la soledad.

La soledad aumenta tu riesgo de:

- ataques cardíacos
- enfermedad cardiovascular
- cáncer
- adicción
- Alzheimer y demencia
- depresión
- trastornos de la personalidad
- ideación suicida, y
- gritarle al adolescente de preparatoria que está arbitrando el partido de béisbol infantil de tu hijo.

Y no, no me importa si has hecho algún cuestionario en línea que afirmaba que eres introvertido. No me importa cuál sea tu número de Eneagrama. Y sí, entiendo que tus traumas infantiles y el abuso hacen que las relaciones y la conexión sean peligrosas. Te escucho, allí en los márgenes, diciéndome que la confianza y la vulnerabilidad pueden matarte.

Para millones y millones de nosotros, conectarnos con otros es aterrador. Y exponernos. Pero eso no cambia la realidad.

La soledad te está matando.

Me está matando.

No creo que ninguno de nosotros se proponga pasar sus días jugando bolos en soledad[42] o escondiéndose de la luz del sol, las risas, de acariciar al perro del vecino y de desarrollar relaciones.

Pero aquí estamos.

Así que, de ahora en adelante, interioriza esto:

Elegir vivir la vida en soledad es elegir morir antes de tiempo.

Elegir vivir la vida en soledad es elegir tener una vida llena de ansiedad.

Y elegir vivir la vida en soledad es elegir arrastrar contigo a todos los que te rodean.

Debemos elegir conexión.

Porque cuando nos sentimos solos, especialmente cuando estamos rodeados de personas que nos aman, lentamente ahogamos a nuestros seres queridos. Herimos a quienes intentan conectar con nosotros, pero no saben cómo hacerlo. A nuestros familiares que se preguntan por qué devolvemos las llamadas de nuestros clientes hasta altas horas de la noche, pero no decimos «te amo» a la hora de dormir. O a nuestros hijos que se preguntan desesperadamente qué es

---

[42] Un aplauso para Robert Putnam y su libro visionario *Bowling Alone: The Collapse and Revival of American Culture,* (New York: Simon & Schuster, 2000).

tan increíblemente fascinante de esa pequeña caja digital brillante que te impide mirarlos a los ojos cuando te están hablando.

Y por lo tanto, tu decisión de vivir en soledad no es simplemente una decisión de desvanecerte poco a poco.

La soledad no es una forma de esconderte.

Es una elección estar ansioso, agotado y alterado.

La buena noticia es que puedes elegir algo diferente.

LA VERDAD SOBRE LAS CONEXIONES Y LA TECNOLOGÍA

Sí, ya escucho a los escépticos por ahí. Me cuentas sobre las personas increíbles que has conocido jugando videojuegos en línea, o cómo mantienes el contacto con tus amigos a través de chats en línea, y cómo puedes viajar más porque puedes hacer FaceTime con los niños e incluso presenciar por FaceTime sus primeros pasos, partidos de fútbol y recitales.

En nuestro mundo moderno, podemos conectarnos con cualquier persona, en cualquier lugar, en cualquier momento. Dictamos mensajes sin quitar las manos del volante, podemos preguntarle cualquier cosa a Alexa, los avances de la IA se desarrollan a velocidades que superan nuestra comprensión, y pronto seremos capaces de saberlo prácticamente todo, todo el tiempo.

Cada una de estas cosas es cierta. Somos la generación más conectada digitalmente en la historia de la humanidad. Sin embargo, todos los datos sobre el aumento vertiginoso de la soledad, el incremento de las enfermedades de la desesperación y el estancamiento (e incluso disminución) de la esperanza de vida humana, también son ciertos. ¿Qué está pasando?

De repente exportamos todas nuestras interacciones humanas a pequeñas pantallas, a ordenadores centrales y a la nube.[43] Nuestros rostros, nuestras bromas, nuestro enojo, nuestras expresiones, tristeza, sueños y fotos de nuestros hijos han sido transferidos al metaverso y a los memes. Mis amigos me llaman «tecnofóbico», pero incluso yo me he encontrado asistiendo a menos eventos deportivos, conciertos y teniendo menos encuentros en bares locales. ¿Para qué ir a un concierto o partido de fútbol y que algún tonto me derrame cerveza encima cuando puedo sentarme en mi sofá y disfrutarlo todo en mi televisor de 65 pulgadas?[44]

Me encanta la tecnología. Le debo mi vida y mi carrera a ella.

Me encanta no tener que esperar para saber sobre la consulta médica de mi esposa.

---

[43] Todavía no tengo ni idea de qué es eso. Suena como algo sacado de El Mago de Oz o Harry Potter o algo así. Creo que en realidad son solo un montón de servidores en unos almacenes enormes, pero supongo que «servidor en un almacén» no suena tan *cool* como «en la nube».

[44] En realidad, no tengo una televisión de 65 pulgadas, pero a menudo pienso que sería genial tener una. Después se me pasa y simplemente me pongo a leer un libro.

Me encanta enterarme en tiempo real de cómo le fue a mi hijo en su examen de matemáticas.

Me encanta hablar con mis padres por teléfono, compartir memes divertidísimos y bastante inapropiados con mis amigos, y poder consultar el clima, las películas o quién ganó las peleas dondequiera que esté.

Es que todo esto tiene un costo.

Puedo enviarle mensajes a mi esposa todo el día y decirle cuánto la amo, pero ella solo está recibiendo datos. La pequeña caja brillante le informa que la amo, pero se pierde mi presencia física, mi tono de voz, mis acciones, mi energía, mi postura, mi calidez, mi abrazo y verme recoger mi ropa interior. Así es como ella conoce y siente el amor.

La comunicación no es conexión.

La tecnología permite la comunicación, no la conexión.

La tecnología satisface la parte de mi cerebro que procesa datos: el *quién, qué, cuándo, dónde* y *cómo*. Pero no permite que la parte de mi cerebro y de mi cuerpo que registra la conexión sea completamente vista y experimentada.

Solo sé realmente quién soy y dónde estoy en relación con quienes están a mi lado. La tecnología me deja sobreinformado y subexperimentado. La gente sabe muchas cosas sobre mí, y yo veo muchas cosas sobre ellos, pero en realidad no nos conocemos en absoluto.

Y aquí es donde esto ha pasado de mal a peor en tan solo unos pocos años cortos.

Como cultura, ya no pedimos prestadas las cosas. Ya no pedimos ayuda. Ya no vamos a visitar al vecino de al lado ni nos acercamos a nuestro compañero de trabajo. Preferimos pedir azúcar con entrega de Amazon, o huevos en la aplicación de entrega de comestibles, antes que ir a la casa de al lado para pedir lo que necesitamos. Preferimos usar Uber antes que pedirle a un amigo que nos lleve al aeropuerto. Preferimos gastar dinero que no tenemos y pagar a los transportistas con la tarjeta de crédito antes que pedirles a nuestros amigos de la iglesia o del trabajo que sacrifiquen su sábado para ayudarnos a cargar el camión de U-Haul.

Tenemos aplicaciones que entregan flores a nuestras esposas, que envían regalos por suscripción a nuestros esposos, junto con una nota de amor generada por IA.

Estamos dejando en manos de otros nuestra comunidad, nuestra conexión y, en última instancia, nuestro amor.

Y prácticamente de la noche a la mañana, hemos dejado de permitir a otros el don de brindar apoyo o asistencia. Estamos privando a nuestros vecinos y amigos de tener un propósito o de sentirse necesitados o queridos, todo porque no queremos molestar ni ser una carga para nadie.

Peor aún, creo que las vidas de otras personas empeoran por mis necesidades. A veces me encuentro pensando que los demás están peor porque yo estoy presente.

Si no obtienes nada más de este libro, debes saber esto: Tú no eres una carga.

Y lo diré una vez más para que leas estas palabras nuevamente y, con suerte, las tatúes en tu alma:

Tú no eres una carga.

ESTABLECIENDO CONEXIONES

Muy bien, ya lo entiendes. Estamos solos, marchitándonos como plantas sin agua, y nuestros cuerpos están haciendo sonar las alarmas de ansiedad.

Entonces, ¿qué hacemos? ¿Cómo nos conectamos y construimos una vida sin ansiedad?

Muchos autores han escrito sobre la epidemia de soledad. En *Own Your Past, Change Your Future*, escribí un capítulo entero sobre cómo hacer nuevos amigos, relacionarse con estos nuevos amigos y formas de conectar. Recomendé hacer de las amistades una prioridad, buscar experiencias compartidas y tomar la iniciativa para extender hospitalidad. También sugerí decir sí a invitaciones y aventuras, salir de tu casa para estar donde hay gente y encontrar personas a quienes servir. Todos estos esfuerzos te pondrán en el camino hacia la formación de nuevas amistades y conexiones.

Pero creo que hay algo más profundo en la amistad que realmente llega al corazón de la soledad. Algo que se adentra profundamente en nuestros corazones, mentes y cuerpos, y que, en última instancia, juega un papel fundamental en una vida sin ansiedad.

Sí, tenemos que hacer amigos.

Sí, tenemos que invitar a personas a nuestra casa, decir que sí y tomar riesgos.

Pero en el fondo de todas las actividades, tenemos que cambiar nuestra postura hacia el mundo.

Tenemos que elegir el amor.

ELEGIR EL AMOR

Muchos de ustedes acaban de sentir náuseas. Lo entiendo.

El amor es aburrido. Desagradable. Patético. Cursi.

Adelante, pon los ojos en blanco. Yo también lo hice.

Tómate tu tiempo... Yo te espero.

Ahora que regresaste, quiero que grabes esto en lo más profundo de tu ser.

El fundamento y núcleo de una vida sin ansiedad se basa en una sola premisa:

Eres plenamente visto, escuchado y conocido, y sigues siendo amado. Y conoces plenamente a otros y eliges amarlos también.

El amor significa que alguien (o un grupo de personas) conoce todo sobre ti, incluyendo tus pensamientos más oscuros, las peores cosas que has hecho, la horrible locura que te ha sucedido.

Y, aun así, siguen presentes.

Y tú para ellos.

Ser plenamente conocido y plenamente amado: eso es vivir sin ansiedad.

El amor es la piedra angular.

El amor es una postura de abundancia.

El amor no se trata de posesión, se trata de manos abiertas.

El amor es una decisión, tomada cada día, de ceder el paso en tiempos de abundancia y de ponerse al frente en momentos de peligro.

Como dice el gran poeta Steven Connell: «El amor es una promesa de que estaré justo aquí».

El autor bestseller e investigador científico Stephen Porges sugiere: «El amor, como constructo neurofisiológico... proporciona un vínculo de pareja para promover la seguridad en un ambiente desafiante».[45] El pegamento que nos mantiene unidos es el amor.

Una vez le pregunté a un amigo que era miembro de una unidad militar de élite si él y sus camaradas se amaban unos a otros cuando estaban en misión.

—Un amor único e indescriptible— respondió él.

Sin amor, los amigos son solo compañeros.

Los cónyuges son solo compañeros de casa.

Los vecinos son un estorbo.

Los compañeros de trabajo intentan quitarte lo que te pertenece por derecho.

Cuando estaba descontrolado y ardiendo de ansiedad, me sentía abrumado con tanta información. Me había refugiado en mi propia mente y estaba consumido por pensar y resolver, aprender y conocer. Tenía los puños tan apretados que era incapaz de ofrecer o recibir amor.

Estaba tan encerrado y aprisionado que nunca se me ocurrió que era digno de ser amado. Por mi esposa, mi hijo o mis amigos.

---

[45] Stephen W. Porges, *The Polyvagal Theory: Neurophysiological Foundations of Emotions, Attachment, Communication, Self-Regulation* (New York: W. W. Norton & Company, 2011), p. 185.

Y las alarmas sonaban sin cesar.

Finalmente acepté la realidad: lo que estaba haciendo no estaba funcionando.

Así que abrí mis manos y comencé a aprender a soltar.

Aprendí que el amor consiste en presentarse. Y en estar allí. Y en decir: «Acepto». Y en decir: «Lo haré».

El amor es consistente. El amor es disciplina, hacer incluso cuando no quiero.

Recuerdo una vez que mi amigo Kevin y yo estábamos hablando por teléfono. Él es súper sabio, un ejecutivo de tecnología con un profundo corazón por las personas marginadas de su comunidad. Alguien a quien considero un amigo cercano, como un hermano.

Mientras terminábamos la llamada, él me dijo: —Te quiero.

Y yo como: —Eh… nop.

No.

Para mí, esa palabra estaba reservada para mi perro, mi esposa y mis hijos… y ocasionalmente para mis padres, si alguno de ellos la decía primero. Y para los tacos Dorito. Y las guitarras Gibson.

Definitivamente no me sentía cómodo con que uno de mis amigos me dijera que me quería.

Ahora, avancemos rápidamente 10 años y rara vez mis amigos y yo terminamos una llamada, hombres adultos hechos y derechos, algunos con salarios enormes, otros con barrigas enormes o músculos, dependiendo de su adicción, sin decirnos te quiero.

¿Qué cambió para mí?

He oficiado demasiados funerales y he estado presente en demasiadas escenas de muerte donde las personas, luchando por respirar, anhelan un momento más con su ser querido, tan solo para decirles que son amados.

El amor no significa ser blando. El amor no significa ser débil. El amor no significa ser impotente.

Amar significa tener la fortaleza para morir en lugar de alguien más.

El amor significa que lo arriesgarás todo.

No guardarás secretos. Dirás la verdad. Cumplirás tus pactos.

ASÍ LUCE EL AMOR...

Permíteme decirlo con firmeza: Si no tienes amor, si no tienes amistad, conexión y comunidad, las alarmas de tu ansiedad no dejarán de sonar.

Con el tiempo, todo se reducirá a cenizas. Tu matrimonio. Tu negocio. Tu relación con tus hijos. Tu vecindario. Todo.

En el mundo real, el amor se ve así...

- Tratar a los clientes con dignidad
- Realizar un trabajo excelente, honesto y bueno en tu empleo, aunque no sea tu pasión o el trabajo de tus sueños.
- Cerrar tu computadora portátil y dejar a un lado tu teléfono cada vez que tu cónyuge o hijo entra a la

habitación, aunque solo sea para mirarlos a los ojos y decirles: «Oye, déjame terminar de enviar este mensaje o correo electrónico».

El amor se ve como…

- Nunca engañas ni traicionas la confianza de alguien.
- Tú eliges ocupar la posición más humilde y buscas satisfacer las necesidades de tu cónyuge. Y él o ella hace lo mismo por ti.
- Dices «Lo siento». Y «Te perdono».
- Te amas a ti mismo lo suficiente como para alimentarte bien, hacer ejercicio, llevar un diario de gratitud y ver a un consejero.
- Recibe gente en tu casa. Deja de poner excusas, abandona la ropa amontonada en la esquina y abre tu puerta.
- Duermes en el suelo de la sala de espera de la UCI, con un zapato como almohada, orando para que Dios salve la vida de tu amigo.

Y podría seguir y seguir.

Admitámoslo:

El amor es realmente difícil. Elegir la conexión puede ser terrible. La mayoría de nosotros no tenemos un buen modelo para esto.

Y hacer nuevos amigos como adulto es lo peor de lo peor. Es terrible. Soy un tipo sociable y lo detesto. Mi esposa me asegura que soy SÚPER torpe.

Has tenido invitados que no captan las señales de cuándo es hora de irse, ¿verdad? Te pones de pie y ellos siguen sentados. Te das una palmada en la rodilla e inclinas el cuerpo hacia la puerta… y ellos se sirven otra bebida. O subes a completar la rutina nocturna con tus hijos (baños, libros, canciones) y cuando bajas de nuevo, ¡ya sabes quién SIGUE VIENDO TELEVISIÓN!

Hacer amigos es difícil. Increíblemente difícil.

El amor es una de las transformaciones más difíciles de hacer, especialmente si has sido herido o lastimado en el pasado.

Pero si quieres construir una vida sin ansiedad, tienes que hacerlo.

CONSEJOS PRÁCTICOS PARA EL AMOR Y LA AMISTAD

Aquí hay algunas cosas importantes que debes tener en cuenta al comenzar a incorporar el amor y la amistad en tu vida.

1) El amor y la amistad son habilidades que practicas. En *Own Your Past, Change Your Future*, escribí: «Esto tiene que ver con la fisiología, la psicología y la espiritualidad. Es algo tan complejo como la química cerebral, la función hormonal y la expresión genética. También es algo tan simple como cuando alguien te trae tacos cuando estás de duelo o te ayuda a cambiar una llanta en tu entrada».[46]

A menudo escuchamos palabras como amor o amistad y salimos huyendo. Las dramatizamos demasiado, las espiritualizamos demasiado. Básicamente, las hacemos mucho más difíciles de lo que necesitan ser.

De ahora en adelante, considera el amor y la amistad como habilidades. Cosas que harás.

- Hazte presente.
- Tiende una mano.
- Pregunta cómo está la otra persona y de verdad presta atención a su respuesta.
- Sé puntual.
- Recuerda y honra las cosas que son importantes para ellos (cumpleaños, tipos de flores, pasatiempos).
- Da generosamente de tu recurso más preciado: tu tiempo.

Lo vas a estropear.
Lo olvidarás.
Llegarás tarde.
Llevarás un postre con cacahuetes.

---

[46] John Delony, *Own Your Past, Change Your Future: A Not-So-Complicated Approach to Relationships, Mental Health, and Wellness* (Franklin, TN: Ramsey Press, 2022), p. 169.

O llegarás sin saber nada sobre cómo reparar aires acondicionados.

Sigue practicando.

2) El amor y la amistad no consisten en tener siempre las palabras correctas. A menudo el silencio y la presencia son lo más importante.

Después de que mi esposa sufriera dos trágicas pérdidas, nos sentimos cautelosamente optimistas cuando nos enteramos de que estaba embarazada una vez más. El embarazo avanzaba bien, bajo el cuidado de un médico fantástico, cuando mi esposa sufrió una ruptura de trompa debido a un embarazo ectópico. Yo estaba en el trabajo cuando ella me llamó. Dejé todo, recogí a nuestro hijo cuando salía de la escuela y me apresuré hacia el hospital.

Al vislumbrar la mirada en los ojos de la ginecóloga obstetra mientras salía corriendo por el pasillo para llevar a mi esposa a una cirugía de emergencia, tuve un pensamiento aterrador: *esta es la última vez que veré a mi esposa con vida.*

Había estado en suficientes situaciones de emergencia a lo largo de mi carrera. Conocía esa mirada.

Un amigo vino y recogió a nuestro hijo, y yo me dirigí solo a la sala de espera. No había llamado a nadie, estaba conmocionado hasta lo más profundo y solo trataba de recomponerme. Un poco más tarde, levanté la mirada y, sin ceremonias, mi gran amigo SJ estaba entrando por las puertas de la sala de espera. Se había presentado por cuenta propia.

Se sentó a mi lado.

Y no dijo nada.

Yo tampoco hablé.

Ambos nos sentamos en el suelo de aquella sala de espera en silencio hasta que la doctora salió a la sala de espera unos 45 minutos después.

Me dijo que no había podido salvar al bebé, pero que mi esposa iba a estar bien.

Al asimilar la realidad, me derrumbé en la silla.

SJ extendió la mano, tomó mi zapato y lo apretó suavemente.

Lo miré y tenía lágrimas deslizándose por su rostro.

Mi amigo, fuerte pero de buen corazón, un ranchero y autor de libros infantiles, derramaba por mí las lágrimas que yo aún no era capaz de derramar.

Y no dijo ni una palabra.

Cuando se trata del amor y la amistad, a menudo tratamos de llenar cada espacio con bromas u opiniones o consejos no solicitados que obtuvimos de un cuadro enmarcado en el baño de una iglesia.

No lo hagas.

Simplemente preséntate. En momentos de tragedia o dificultad, habla lo menos posible, ofrece abrazos o tu mano para darle apoyo, guarda tus consejos a menos que te los pidan específicamente, y no dejes de llevar tacos o un guiso.

Tu presencia es suficiente.

3) La amistad y el amor significan considerar las necesidades de los demás antes que las propias.

Hemos transformado el amor y la conexión humana en un intercambio transaccional. Amamos a las personas por lo que podemos obtener de ellas. Interactuamos con otros como un medio para establecer contactos. Esto ha diluido la conexión y ha quitado el alma del amor y la amistad. Ha devaluado las relaciones y ha convertido a las personas en nuestras vidas en una mercancía, donde ahora parece que cada intercambio humano se basa en una premisa desagradable: *¿Qué puede hacer esta persona por mí?*

Cuando amas, das. Buscas servir. No porque seas algún tipo de mártir, sino porque el mayor honor es procurar que los demás se sientan apreciados y seguros.

Cuando eres amigo, eliges el asiento trasero. Pagas la cuenta si puedes. Preparas algo que no sean hamburguesas si son veganos, y tampoco les impones tus preferencias alimenticias. Les echas una mano con sus grandes tareas: limpiar el garaje, reorganizar un armario, pintar una habitación.

Claro, esta idea de poner las necesidades y preferencias de otros antes que las tuyas puede ser objeto de abuso. Solo puedes amar verdaderamente y ser un buen amigo si estás bien y completo. Esto significa que debes cuidar de ti mismo. Agotarte por completo solo para impresionar y complacer a otros no es amor ni amistad. Es codependencia.

El amor consiste en servir y atender las necesidades de los demás desde un lugar de fortaleza y gozo, no desde la desesperación y la búsqueda de aprobación.

Al hacer esto, naturalmente dejarás de mirarte el ombligo y levantarás la vista para ver los ojos de los seres queridos y desconocidos que están justo frente a ti.

Esto es elegir la conexión.

Esta es la vida sin ansiedad.

REFLEXIONES FINALES SOBRE EL AMOR

Actualmente vivimos en una cultura que rebosa de ira, preocupación y estrés crónico. Nuestro ethos cultural es ajetreado, aplastante y desgastante.

No funciona.

No puedes alcanzar la paz y la prosperidad despotricando o manipulando. Es una propuesta fallida.

No puedes gritar ni enfurecerte para cambiar la opinión de alguien. Nadie ha cambiado de religión o ha vuelto a comprometerse en una relación romántica porque perdió una discusión.

Pero sí respaldo lo que dice mi amigo y pastor Ian Simkins: «Lo que sea que creas que tu odio está logrando, el amor lo puede hacer mejor».

El amor funciona.

La persona no ansiosa rechaza la soledad. Elige la conexión, incluso cuando es difícil.

Tú eliges el amor en lugar del odio, las amistades en lugar de la desconexión. Y la incomodidad en lugar del networking.

Este es un punto de entrada hacia una vida sin ansiedad.

ELIGE LA CONEXIÓN

Resumen del capítulo y próximos pasos

Resumen:

- Para tener una vida plena y satisfactoria, debes elegir la conexión, las relaciones y el amor.
- No puedes vivir la vida solo.
- Otras personas son tu fondo de emergencia para la vida. Las dificultades y emergencias llegarán tocando a tu puerta. Si no tienes a nadie a quien llamar o en quien apoyarte en tiempos difíciles, tu cerebro y tu cuerpo nunca te permitirán descansar.
- La ciencia demuestra que la soledad nos está matando.
- Elegir vivir la vida en soledad es elegir morir temprano.
- Elegir vivir en soledad es elegir vivir con ansiedad.
- Y elegir vivir la vida en soledad es elegir arrastrar contigo a todos los que te rodean.

Qué hacer:

- Haz una lista de tus amigos. Tómate tiempo con esta lista y pregúntate por qué estas personas son tus amigos y cómo se apoyan mutuamente.
- Haz una lista más pequeña de tus amigos más cercanos, aquellos a quienes llamarías en medio de la noche si necesitaras ayuda en una emergencia. Dedica

tiempo a esta lista y pregúntate por qué estas personas son tus amigos y cómo se apoyan mutuamente.

- Haz una lista de amigos con los que has perdido contacto. Personas con las que compartes una conexión, pero con quienes ya no interactúas. ¿Por qué has perdido contacto? ¿Son personas con las que deberías considerar reconectar? ¿Pedirles perdón? ¿Aceptar una disculpa de su parte?
- Este fin de semana, pasa algún tiempo afuera hasta que veas a uno o más de tus vecinos. **Salúdalos**. Preséntate.
- Cuando sea el momento adecuado, en lugar de recurrir al internet, pídele conscientemente un favor a un vecino como: «¿Puedo pedirte prestado _____?» o «Oye, ¿podrías ayudarme con esto _____?»
- Llama a un viejo amigo con quien no has hablado en mucho tiempo. Hazle preguntas sobre cómo le va para ponerse al día. Sí, será un poco extraño… pero valdrá la pena.
- Pide disculpas a alguien.
- Acepta las disculpas de alguien y luego invítale a pasar tiempo juntos.
- Invita a alguien, a una pareja o a toda una familia a cenar. No tiene que ser nada elegante.

Pregúntate:

- ¿Hay alguna persona (o más de una) en quien confíe plenamente? ¿Por qué sí o por qué no?

- Reflexiona sobre esta declaración: «Te ven, escuchan y conocen plenamente, y aun así eres amado. Y conoces plenamente a otros y eliges amarlos también».
- ¿Quién me conoce mejor que nadie en el mundo? ¿Por qué?
- ¿A quién conozco mejor que a cualquier otra persona en el mundo? ¿Por qué?
- ¿Por qué no dejo que las personas se acerquen a mí?
- ¿Qué puedo hacer hoy mismo para comenzar a abrirme más a los demás?

LAS 6 DECISIONES DIARIAS

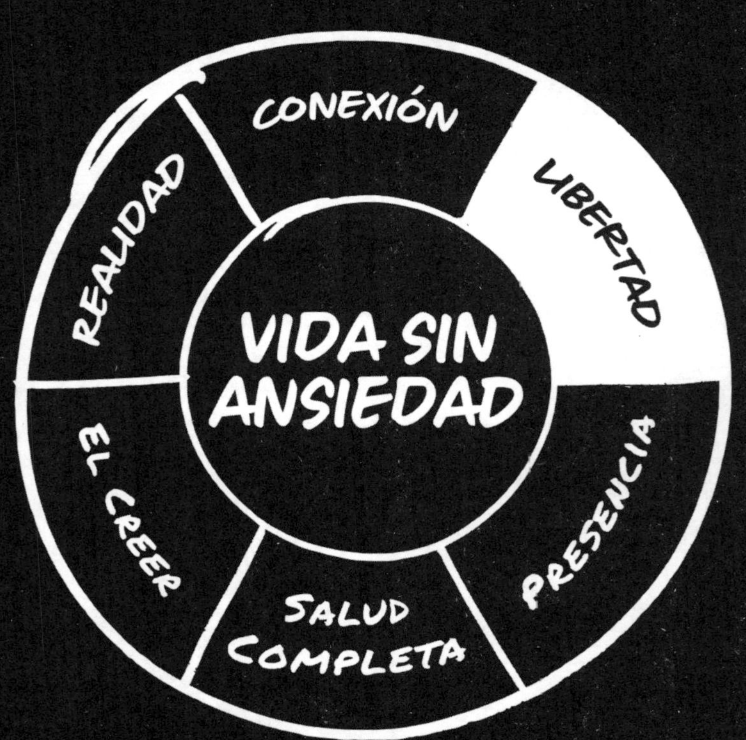

CAPÍTULO 6

ELIGE LA LIBERTAD

No sabía cómo íbamos a pagar nuestras cuentas.

Yo ganaba un buen salario. Mi esposa ganaba un excelente salario. No tomábamos vacaciones y compramos nuestro cabecero en Craigslist por $50. Para obtener algunos ingresos extras, daba clases adicionales en la universidad, aceptaba trabajos de escritura o consultoría, e incluso aceptaba una asignación administrativa secundaria. Pero aún debíamos muchísimo dinero. Más de seis cifras en préstamos estudiantiles. Y no éramos dueños de casi nada. Un par de vehículos viejos y poco atractivos, y algunos muebles usados improvisados.

Sin embargo, no nos alcanzaba. Todos los meses.

Y aunque no comprábamos muebles, automóviles ni vacaciones, yo tenía un problema de gastos. Compraba las cosas más absurdas. Como múltiples guitarras y amplificadores. Más suplementos de los que mi cuerpo podría jamás digerir (tenía la orina más cara de todo el país). Las camisetas o zapatos que mejor me representaban. Velas costosas. Lienzos para crear mi propio y terrible arte. Y nunca me deshacía de nada; solo acumulaba más y más. Tampoco compraba cosas de buena calidad, así que terminaba con artículos que ni siquiera me gustaban y que pronto tendríamos que reemplazar. Así que mientras me daba palmaditas en la espalda por no derrochar dinero en cosas caras… estaba dejando que las finanzas familiares se escaparan por un agujero en mi billetera. Muerte, y deuda, por mil cortes.

Como generalmente no podíamos permitirnos muchas cosas, gasté hasta el límite todas las tarjetas que teníamos. Y cuando llegaban al tope, simplemente transfería nuestras deudas a otra tarjeta con límite mayor. A veces usaba mis préstamos estudiantiles como préstamos de consolidación, moviendo la deuda de un montón a otro. Era experto en maquinar, rebuscarme y desvestir a un santo para vestir a otro.[47] Y luego, una vez al mes, llegaban las facturas, me sumergía en vergüenza y hacía todo tipo de promesas sobre cómo era un hombre cambiado. Y duraba aproximadamente 36 horas en mi nueva vida antes de convencerme de que necesitaba algo más.

Con todos los trabajos extras, también estaba programado más allá del límite. Mi calendario era como unos jeans skinny en un concierto de reunión de Green Day: demasiadas cosas metidas en un espacio muy pequeño. Constantemente corría de reunión a cita, a entrenamiento, a revisión

---

[47] Si le quitamos a Peter para pagarle a Paul, ¿tal vez de ahí salió el nombre «Paypal»?

de presupuesto, a entrenamiento de MMA, a posgrado y a la hora de dormir. Y, por supuesto, llegaba tarde a todo.

Llegaba tarde a la iglesia, al trabajo, a la escuela de posgrado y a las citas con mi esposa. Llegaba tarde al kickboxing y al jiu-jitsu, y luego llegaba tarde a casa para acostarme.

Mi cuerpo vivía con una dieta constante de cortisol y adrenalina, complementada por mi incesante hábito de decir que sí.

Decía que sí a todo porque decir que no me hacía sentir como un fracaso. Como si estuviera fallándome a mí mismo y a todos a quienes intentaba complacer. Cargaba tanta culpa y vergüenza por tener límites, que simplemente no tenía ninguno. Me convencí a mí mismo de que el mundo me necesitaba.

La vergüenza era un dragón que siempre respiraba en mi nuca. Y si me detenía, aunque fuera brevemente, me atraparía entre sus fauces, me inmovilizaría y me perdería durante días en una espiral de desesperación. Así que seguí corriendo. Seguí ganando dinero. Seguí gastando. Seguí diciendo que sí. Seguí acumulando más y más cosas innecesarias.

Me estaba ahogando lentamente en todo.

Y era vicedecano de estudiantes en una universidad.

Mis colegas y estudiantes podían sentir lo extremadamente ansioso que estaba, al punto de perder la razón. Pero mi cerebro y mi cuerpo lo sabían más que nada: estaba en peligro. En peligro de ser despedido, perder mi casa y no poder mantener a mi familia.

Lo peor de todo era que mi familia y yo no teníamos libertad. La historia que me contaba a mí mismo era: «Todo esto es mi culpa». No había logrado mantenernos a salvo. Nos había conducido a una zanja con el pie clavado en el acelerador, y ahora estábamos atascados, girando las ruedas sin avanzar a ninguna parte. Solo estaba cavando un hoyo cada vez más profundo.

Alguien que está oprimido, atrapado, encadenado o incapaz de tomar decisiones sobre su futuro sentirá ansiedad. Fue aquí donde decidí, finalmente, que quería algo diferente para nosotros. Una vida mejor. Desde lo más profundo de la zanja, decidí elegir la libertad.

Esa es la siguiente elección diaria: Elige la libertad.

CUATRO ÁREAS PARA LA LIBERTAD

Cuando digo *elegir la libertad*, no lo digo a la ligera. Sé que hay miles de millones de personas en todo el mundo que no son libres de la opresión política, cultural y religiosa. Sé que hay un número incalculable de personas en Estados Unidos que son víctimas de trata, persecución y marginación. Entiendo esto, y reconozco con humildad lo poco calificado que estoy para hablar sobre la mayoría de estos asuntos. Para no añadir más ruido, me remito a la experiencia y sabiduría de los expertos en estos importantes temas globales.

La libertad de la que hablo es mucho más local. Me refiero a las formas tanto conscientes como inconscientes en las que entregamos nuestras vidas a cambio de la promesa de una buena vida. En otras palabras, donde intercambiamos nuestra libertad por ilusiones.

La mayoría de las personas, la mayor parte del tiempo, viven sus vidas para los demás. Desafiarte a elegir la libertad es mi manera de exhortarnos a todos a volver conscientemente al volante de nuestra propia vida.

En este capítulo, he decidido intencionalmente enfocarme en cuatro temas relacionados con la libertad. Estos temas han surgido repetidamente mientras he investigado la literatura sobre la ansiedad, conversado con miles de personas y luchado por alcanzar la libertad en mi propia vida. Mientras analizamos estos cuatro temas en detalle, haz tu mejor esfuerzo por interiorizar profundamente dónde te encuentras, ahora mismo, y cómo se sentiría experimentar libertad en cada área específica. Es fácil poner los ojos en blanco sin profundizar realmente.

No lo hagas.

Mereces ser libre.

Dinero

Recientemente recibí una llamada desgarradora en *The Ramsey Show* de un hombre que estaba ahogado en deudas de consumo y préstamos estudiantiles. A través de una serie de infortunios, un problema médico, recortes empresariales y sus propias malas decisiones, se encontraba en un pozo oscuro y no veía una salida.

Estaba tan cansado de ser acosado por los acreedores, tan enojado al escribir cheques cada mes por compras hechas hace mucho tiempo y tan desalentado por su situación, que estaba considerando quitarse la vida. Ya no podía más.

Lo más seguro es que, si te encuentras enterrado bajo una montaña de deudas, tú también sientas que ya no puedes más.

Lograr la libertad con el dinero significa que no le debes nada a nadie.

Léelo de nuevo.

No le debes nada a nadie.

Si no estás libre de deudas (incluyendo tu casa, vehículos, etc.) quiero que cierres los ojos y pretendas que no le debes dinero a ninguna persona o negocio. Siéntelo. Imagina si pudieras quedarte con todo tu sueldo cada mes, menos algunas facturas de servicios públicos, seguros e impuestos sobre la propiedad. ¿Qué pasaría si todo tu dinero, más allá de lo que el gobierno requiere, fuera tuyo para conservar?

Imagina reírte cuando tu jefe abusivo y corrupto te dice que te quedes hasta tarde por enésima vez. Imagina decir: «No, gracias», y simplemente recoger tus cosas y salir por la puerta.

Imagina llamar con calma a la compañía de aire acondicionado cuando se descompone tu aire acondicionado, en lugar de tener un ataque de pánico.

Imagina la alegría de poder comprar ropa para la familia de la iglesia que perdió su casa en un incendio. O pagar la cuenta del padre claramente exhausto con tres niños alborotados sentados junto a ti en Waffle House. Imagina simplemente regalarle a un vecino tu camioneta vieja. O ayudar al hijo de un amigo a ir a la universidad. O cavar un pozo en otro país para personas que no tienen agua potable.

Esto es libertad.

Tú tienes la libertad de decidir qué hacer con tu vida.

Cuando debes dinero a otras personas, no puedes decidir lo que harás mañana. El banco decide. Tu suegro decide. La tienda departamental decide.

Cuando le debes dinero a otras personas, pasas tus horas trabajando para pagar cosas que ya has comprado. Ayudas a que otros se enriquezcan y vivan la vida que quieren vivir, en lugar de crear seguridad en tu propia vida y en la de tu familia.

Y antes de que intervengas, no quiero escuchar tus argumentos sobre márgenes financieros, índices de endeudamiento o cualquier otra teoría económica que hayas inventado, como un niño pequeño, para conseguir lo que quieras, cuando lo quieras, por cualquier medio necesario. ¡Mira a tu alrededor! Tus planes para hacerte rico inspirados en Instagram no están funcionando.

Estamos quebrados.

Estamos esclavizados.

Como país, como cultura y como hogares individuales, hemos contraído deudas que nunca podremos pagar. Los líderes del gobierno gastan tu dinero de maneras en que NUNCA gastarían sus fondos personales.

Para ilustrar, si convirtiéramos la magnitud y el alcance de la deuda de Estados Unidos[48], se vería así:

- Tu salario neto sería de $67,521 al año.
- Gastarías $113,820 al año, poniendo $46,299 en tu tarjeta de crédito.
- Mientras gastabas imprudentemente de esta manera, ya tendrías $474,282 en deuda existente de tarjeta de crédito.
- Y seguirías haciendo esto, una y otra vez, año tras año.

La situación en nuestros propios hogares no es mucho mejor. Según una investigación de Ramsey Solutions, la persona promedio en Estados Unidos lucha con las deudas y más de la mitad (59%) de los estadounidenses dijeron que se preocupan por sus finanzas en general. El treinta y siete por ciento de los estadounidenses están luchando o en crisis cuando se trata de su dinero. Poco menos de la mitad (45%) dijo tener al menos $1,000 en ahorros, mientras que el (19%) tiene menos de $1,000 ahorrados y más de un tercio (36%) no tiene ningún ahorro.[49]

---

[48] «U.S. Budget vs. Family Budget», Federal Budget in Pictures, https://www.federalbudgetinpictures.com/us-budget-vs-family-budget/.

[49] «The State of Personal Finance», Ramsey Solutions, October 2022.

Vivimos en un estado perpetuo en el que pagamos la comida del mes pasado, los conciertos del verano pasado y las facturas médicas del año pasado con el dinero del mes que viene.

La parte pensante de tu cerebro puede justificar tu «gran oferta». Tu 0 por ciento de enganche. Tu tasa de interés mágica. O esos asientos de cuero.

Tu cerebro racional puede decir: «Me lo merezco» y «¡YOLO!» (solo se vive una vez). Pero la parte de tu cerebro diseñada para advertirte de peligros inminentes está haciendo sonar las alarmas.

Tu cuerpo está ansioso por una razón. Estás a un solo accidente, enfermedad o pérdida de empleo de que todo tu castillo de naipes se derrumbe.

La libertad con el dinero es no deberle a nadie. Nunca. Sin importar cuán bueno sea el trato. Esta libertad te permite disfrutar de compras como autos y cosas bonitas, sin la ansiedad. Esta libertad también te permite ser generoso y cuidar de las personas más allá de lo comprensible. Es poder hacer una diferencia en las causas que te importan.

Mi amigo Dave Ramsey lo llama paz financiera.

Yo lo llamo libertad.

Desorden y cosas

Toda nuestra forma de vida está construida sobre el concepto del crecimiento. Desde pequeños se nos enseña a «ir a conseguir…». A hacer, crear y ganar. Se nos anima a coleccionar experiencias, salir con diferentes personas y actualizar nuestra ropa (¡Ahora incluso hay suscripciones!). Nos conseguimos maquillaje nuevo, cortes de pelo, zapatos y pasatiempos. A los pocos meses de comprar una casa nueva o un auto nuevo, ya estamos pensando en renovarlos. O en mejorarlos.

Culturalmente, compramos como una forma de aliviar la tensión. Adquirimos el reloj correcto, la chaqueta correcta y los zapatos correctos para demostrar nuestro valor a otras personas. Vemos los programas correctos, compramos los libros correctos, coleccionamos las cosas correctas. Y gracias a las redes sociales, ya no solo estamos tratando de impresionar a nuestros vecinos, sino que estamos compitiendo con cada persona en el planeta.

Para ser justos, nuestros cerebros han evolucionado a lo largo de incontables siglos para tiempos de escasez. Para la vida y la muerte. Estamos programados para acumular y consumir. También somos descendientes recientes de una generación que vivió durante la Gran Depresión. Mi abuelo enderezaba clavos para volver a usarlos —porque tenía que hacerlo. Compró una casa de dos habitaciones y 800 pies cuadrados donde él y mi abuela criaron a cuatro hijos. Al mismo tiempo. Sin matarse entre ellos.[50]

Mi abuela remendaba los jeans y se los pasaba a todos sus hijos. Y cuando los jeans simplemente ya no funcionaban

---

[50] Ahora que mi esposa y yo tenemos más espacio, estoy casi seguro de que igual piensa en matarme de vez en cuando. Mi abuelo sí que fue parte de la verdadera Generación Grandiosa.

como pantalones, se convertían en mantas y colchas. Las colchas viejas pasaban del uso en el dormitorio, al uso en el sofá, al uso al aire libre, hasta convertirse en mantas para los perros. Y cuando estaban rasgadas y gastadas, se lavaban y se extraían los hilos para usarlos nuevamente.

La generación de mis abuelos guardaba todo. Conservaban cada tornillo, resorte de metal y trozo de madera porque simplemente no podían permitirse más. Y cuando sus hijos (nuestros padres) descubrieron las tarjetas de crédito y los préstamos con garantía hipotecaria, esa siguiente generación tomó la dirección opuesta: se propusieron comprar cosas nuevas. Siempre cosas nuevas y más brillantes.

Desde entonces, el consumo se ha convertido en el objetivo principal. Hemos comprado y consumido y almacenado. Durante décadas.

Y ahora nos estamos asfixiando con nuestras cosas.

Como cultura, hemos aprendido a acumular. Pero no hemos aprendido las habilidades para deshacernos de las cosas. De dejarlas ir. No tenemos un constructo psicológico para el «suficiente».

Esta es otra manera en que hemos creado un mundo en el que nuestros cerebros y cuerpos no pueden vivir.

Recientemente estuve en Minnesota, pasando tiempo con mi amiga Dawn Madsen. Su nombre profesional es «The Minimal Mom», y a través de su podcast y otros recursos, ayuda a las familias a deshacerse del desorden y el caos en sus vidas. Mientras estábamos juntos, ella me presentó a Fumio Sasaki y un concepto llamado «La silenciosa lista de pendientes». En su cuaderno de trabajo *Declutter Your Home in 15 Minutes a Day*, Dawn escribe: «[Sasaki] dice que cada objeto material en tu casa está enviando un mensaje de algo por hacer, ¡y este mensaje se agrega a tu lista de pendientes sin que lo sepas!». Dawn añade: «Los platos apilados junto al fregadero dicen: 'Lávame, sécame y guárdame. ¿Por qué no puedes mantenerte al día conmigo?'». O: «La ropa en el suelo exclama: 'Recógeme, ponme en el cuarto de lavado, lávame, cuídame, guárdame'».[51]

En este momento, estoy sentado en un rincón de mi sótano, donde he creado un pequeño espacio para escribir/leer/tocar la guitarra. Y si levanto la vista de la pantalla de mi laptop, me encuentro con innumerables objetos que me gritan. Guitarras, amplificadores y pedales vociferando: «¿POR QUÉ NO ME ESTÁS TOCANDO? ¿Qué pasará si tu banda punk favorita te llama y NO ESTÁS PREPARADO?».

Cientos de libros gritando: «¡LÉEME! ¡LÉEME OTRA VEZ! ¿Quieres ser tonto? ¡Nunca serás tan inteligente como los doctores Huberman, Attia o Norton si no dejas de teclear-teclear-teclear y COMIENZAS A LEER!»

Viejos CDs (sí, todavía tengo un montón) gritándome que los escuche.[52] Aparatos para ejercicio suplicándome que

[51] Dawn Madsen, *Declutter Your Home in 15 Minutes a Day: A Workbook Guiding You Through Each Room In Your House*, https://www.theminimalmom.com/workbook, p. 85.

[52] Mi trayecto diario al trabajo es como una escena de Matrix, solo que, en vez de esquivar balas, estoy esquivando CDs que vuelan

me ponga en mejor forma. Una mesa barata de hockey de aire preguntándome por qué no juego con mi hijo. ¿Acaso no lo quiero? ¿Estoy demasiado ocupado para él?

Y eso es solo en esta pequeña habitación.

Madsen y Sasaki dieron en el clavo. Nuestras cosas nos gritan. Es implacable. El desorden y el consumo excesivo están directamente relacionados con la ansiedad.

Obtener posesiones materiales también consume tu recurso más valioso: tu tiempo. Cada compra te cuesta un pedazo de tu vida. Mis buenos amigos Joshua Fields Millburn y Ryan Nicodemus, autores de bestsellers y fundadores de The Minimalists, dicen: «Cada vez que te separas de un dólar, te separas de un pequeño trozo de tu libertad. Si ganas $20 por hora, entonces esa taza de café de $4 acaba de costarte doce minutos, ese iPad de $800 te costó una semana, y ese automóvil nuevo de $40,000 te costó un año entero de libertad».[53]

Tus cosas se llevan tu dinero, tu tiempo y tu cordura. Te sientes responsable por tus cosas. La sensación de que *necesitas hacer algo al respecto* nunca desaparece. Tampoco desaparecen las cosas. Están amontonadas en armarios, garajes

---

por todos lados. Si este libro vende suficientes copias, por fin voy a deshacerme del reproductor de CD de mi camioneta. Ya es hora.

[53] Joshua Fields Milburn & Ryan Nicodemus, *Love People/Use Things: Because the Opposite Never Works* (New York: Celadon, 2021), p. 63.

repletos, debajo de las camas y en unidades de almacenamiento por toda tu ciudad.

Tus espacios de almacenamiento no están llenos solo de cajas, bicicletas, cintas VHS y equipo deportivo abandonado. Están llenos de tus recuerdos. Y de tiempo. Asignamos significado y poder a las cosas que poseemos. A pedazos de papel o tela. Atrapamos a los abuelos en muebles antiguos y a antiguos novios en fotografías.

¡Ah, y la reserva para emergencias! Siempre estamos preparándonos para la siguiente emergencia. No podemos deshacernos de ese suéter viejo porque, ¿qué tal si la temperatura baja a 30 grados bajo cero, se descompone la calefacción y necesito esa cosa espantosa como séptima capa? Sé honesto: ¿todavía tienes el plato para pastel que recibiste en tu boda? Nunca usas platos para pastel, pero lo conservas porque la tía Cathy lo compró y quizás algún día aparezca y comience a preparar pasteles sin parar.

Tenemos que parar.

La ansiedad es preocuparse por el futuro en el presente —y comprar y acumular cosas nos ayuda a fingir que nos estamos protegiendo contra desastres futuros.

La ansiedad es intentar mantenernos conectados con personas, recuerdos y nuestras historias a través de montones de obras de arte, colecciones antiguas y cosas que alguna vez pertenecieron a otra persona.

La ansiedad es la fantasía del «algún día». Algún día leeremos todos esos libros. Algún día comeremos esos frascos de salsa para pasta que a nadie le gustan. Algún día comenzaremos a cambiar el aceite de nuestro propio auto o a hacer colchas como nuestras bisabuelas.

Y así compramos otro espacio de almacenamiento. Amontonamos cosas sobre cosas. Compramos otro libro de organización o vemos otro programa de remodelación en HGTV. Mientras tanto, nuestras alarmas de ansiedad están sonando sin control porque nos estamos asfixiando, aprisionados por todas estas cosas.

Hace poco estaba revisando un armario viejo lleno de ropa que no había usado en años. Me encontré con una vieja chaqueta de tweed que había sido de mi abuelo. Él falleció hace varios años, y lo extraño muchísimo. No me había puesto esa chaqueta en casi una década, nunca me quedó bien porque soy más corpulento que él. Aun así, había conservado esa chaqueta.

Mientras la movía a la pila de «Conservar» nuevamente, esta vez me detuve. Tomé un respiro profundo mientras sostenía la prenda y dije en voz alta:

—Mi abuelo no está en esta vieja chaqueta—. Puse mi puño sobre mi corazón y dije en voz alta: —Él está aquí.

—¡Dios, cómo te extraño, abuelo!

Y sonreí.

Y se me hizo un nudo en la garganta.

Y puse la chaqueta en el montón de donaciones.

Tiempo

Tengo una relación de amor/odio con el tiempo. Y cuando digo amor, quiero decir que ME ENCANTA cuánto ODIO el tiempo. Honestamente, creo que lo experimento de manera diferente a otras personas.

El tiempo es una carga para mí. Nunca hay suficiente. Siempre se me escapa. Siempre me impide hacer todas las cosas que quiero hacer. Siempre me mete en problemas.

Pero eso no es realmente cierto. En su libro *The Ruthless Elimination of Hurry*, el teólogo y autor bestseller John Mark Comer dice: «Nuestro tiempo es nuestra vida, y nuestra atención es la puerta de entrada a nuestros corazones».[54]

El tiempo no es un monstruo que siempre está tratando de avergonzarme en mi lugar de trabajo, acortar mis horas con mis seres queridos o arruinar mi diversión. El tiempo no es el problema.

Mi relación con el tiempo es el problema. Le falto el respeto al tiempo, pero a él no le importa. Continúa avanzando sin detenerse, *tic-tac, tic-tac*. Ignoro el tiempo. Intento estirarlo. Intento fingir que no es real.

Y sigue haciendo tic-tac.

Si miras tu calendario, me atrevería a decir que la mayoría de ustedes son iguales que yo.

---

[54] John Mark Comer, *The Ruthless Elimination of Hurry: How to Stay Emotionally Healthy and Spiritually Alive in the Chaos of the Modern World* (Colorado Springs: Waterbrook, 2019), p. 234.

Podemos jugar toda clase de juegos con el tiempo y decirnos a nosotros mismos que no importa, o que la vida continuará para siempre.

Pero cada atardecer nos acerca un día más a nuestro último día. Cada latido del corazón nos acerca más a nuestro último aliento.

El tiempo es un recordatorio constante de que nunca lo terminaré todo. De que un día, mis hijos tendrán que pedirle consejo a alguien más. Alguien más ocupará mi puesto de trabajo.

El tiempo es una limitación de la que no puedo escapar con más dinero, más poder, más músculos, más belleza o más organización. Así que intento apretujar todo en mi vida.

He permitido que mi vida se vuelva tan caótica que no hay ni un solo minuto en mi día cuando no podría (o no debería) estar haciendo otra cosa. He llenado mi calendario con citas, compromisos para hablar y fechas límite. Tengo programas de radio, apariciones en medios, eventos de trabajo y eventos con amigos. Tenemos unas vacaciones programadas para dentro de un año, sé a qué hora estaré grabando mi programa el próximo año por estas fechas, y he programado mis rutinas matutinas al minuto… No hay momentos para relajarme. O pensar. O dejar que sucedan aventuras espontáneas.

¿Quieres saber por qué tu cerebro da vueltas con cientos de pensamientos, especialmente enfocándose en los catastróficos, aterradores y desorientadores, justo cuando apoyas la cabeza en la almohada para dormir? Porque ese es el primer pequeño espacio que le has proporcionado para realizar su actividad más sagrada: pensar.

Nuestros cuerpos nos están gritando que tenemos demasiadas cosas sucediendo. Que debemos crear espacio en nuestras vidas. Que necesitamos tiempo para aburrirnos, para procesar, para crear y para estar con nuestros seres queridos.

Límites

Una discusión sobre los límites merece su propio libro,[55] así que seré breve y directo en mi explicación.

Las relaciones actuales a menudo pueden caracterizarse como una locura egoísta y disfuncional. David Brooks, autor bestseller del *New York Times*, reconoce que vivimos en una cultura enferma e insana «en la que las necesidades del yo tienen prioridad sobre todas las demás necesidades. El propósito de la vida es autorrealizarse, expresar tu propia autonomía e individualidad».[56] Y continúa diciendo:

> «Una comunidad saludable es un sistema denso de relaciones. Es irregular, dinámico, orgánico y personal… Las personas están al tanto de los asuntos de los demás, conocen sus secretos, caminan juntos en

---

[55] Ya existen dos libros increíbles sobre los límites: *Boundaries*, de los doctores Henry Cloud y John Townsend, y *Set Boundaries, Find Peace*, de Nedra Tawwab. Los recomiendo muchísimo ambos.

[56] David Brooks, *The Second Mountain: The Quest for a Moral Life (New York,* Random House, 2019), p. 142.

tiempos de dolor y celebran unidos en momentos de alegría... Las personas se ayudan mutuamente a criar a sus hijos. En este tipo de comunidades, que fueron comunes en toda la historia humana hasta hace unos sesenta años, las personas extendían a sus vecinos el tipo de devoción que hoy solo reservamos para la familia... La presión social puede resultar un poco abrumadora, la intromisión a veces difícil de soportar, pero la incomodidad vale la pena porque el cuidado y los beneficios son tan grandes».[57]

Hablamos sobre esta necesidad de amor, amistad y conexión en el capítulo 5. Ya no podemos seguir viviendo vidas solitarias y aisladas, mirando a través de un telescopio apuntado hacia nuestros propios ombligos.

Pero...

Nos hemos convertido en una sociedad completamente libre de límites. Con la creación de internet, el correo electrónico, las redes sociales y los teléfonos inteligentes, nadie sabe dónde termina uno mismo y dónde comienzan los demás. Y debido a que no lo sabemos, nos encontramos viviendo las vidas de otras personas. O viviendo como creemos que esperan que vivamos. Decimos sí a las cosas porque tenemos miedo de decir no. Sacrificamos nuestra salud, nuestras relaciones más cercanas y nuestra propia cordura para intentar mostrarle al mundo lo grandiosos que somos. No

---

[57] Brooks, *The Second Mountain*, 266–67.

nos permitimos descansar, hacemos las festividades como los suegros quieren que se hagan, tomamos trabajos para enorgullecer a otras personas y aceptamos invitaciones por vergüenza a rechazarlas.

Somos pacificadores, asegurándonos de que todos los demás estén atendidos antes de molestarnos en preguntarnos cómo estamos o qué necesitamos.

Es agotador.

Los autores de bestsellers, el Dr. Henry Cloud y el Dr. John Townsend, sugieren que necesitamos límites porque «[los límites] nos definen. Definen lo que soy yo y lo que no soy yo. Un límite me muestra dónde termino yo y dónde comienza otra persona, lo que me lleva a un sentido de propiedad. Saber lo que me pertenece y de lo que debo responsabilizarme me da libertad».[58]

En un episodio reciente de su podcast *Unlocking Us*,[59] la Dra. Brené Brown estaba analizando la relación única entre la compasión y los límites. Resulta que están íntimamente conectados.

---

[58] Henry Cloud and John Townsend, *Boundaries: When to Say YES, When to Say NO, to Take Control of Your Life* (Grand Rapids: Zondervan, 1992), p. 31.

[59] Brené Brown, entrevista con Ashley Brown Ruiz, *Unlocking Us*, podcast de audio, "Living BIG, Part 1 of 2," December 28, 2022, https://brenebrown.com/podcast/living-big-part-1-of-2/.

Durante el podcast, Ashley, la hermana de la Dra. Brown, dijo: «Los límites surgen cuando crees lo suficiente en tu tiempo y tu espacio como para protegerlos». Justo en el blanco.

Esto significa que asumes la responsabilidad de decir, claramente, lo que necesitas. Ama a las personas lo suficiente como para no obligarlas a ser lectores de mentes. Adueñate de las cosas que te brindan alegría. Solo entonces podrás ser de mayor valor para el resto del mundo.

Establecer límites y fronteras es una manera en que finalmente podemos ser libres para hacer el trabajo imperfecto de conectarnos a través del amor y la amistad. Estos nos ayudan a saber dónde estamos en el tiempo y el espacio, y nos dan el margen necesario para asegurarnos de que nuestras necesidades sean satisfechas.

Cuando comienzas a establecer límites, será difícil para ti y para quienes te rodean. Algunas personas odiarán tus límites.

La autora bestseller del *New York Times* y terapeuta certificada Nedra Tawwab dice:

> «Lo más difícil de establecer límites es aceptar que a algunas personas no les gustarán, no los entenderán o no estarán de acuerdo con los tuyos. Una vez que superas la necesidad de complacer a otros, establecer tus estándares se vuelve más fácil. No agradar a todos es una pequeña consecuencia cuando

consideras la recompensa general de tener relaciones más saludables».[60]

Solo podemos tener las comunidades desordenadas, caóticas y profundamente entrelazadas de las que habló David Brooks si tenemos límites con propósito e intencionales. Aquí es donde la paradoja tanto de las relaciones profundas y amorosas como de los límites relacionales firmes fluye desde corrientes separadas hacia un solo río unificado. Solo cuando sé quién soy, qué me define, cuáles son mis necesidades, cuáles son mis valores y cómo me gusta que me traten, soy libre para involucrarme profundamente en conexiones y oportunidades extraordinarias.

Nuestros límites nos dan la oportunidad de presentarnos como nuestra mejor versión para aquellos que más nos necesitan. En un mundo quebrantado y fragmentado, los límites nos ayudan a presentarnos íntegros. Cuando comunicamos claramente nuestros límites a los demás, les estamos dando la oportunidad de ayudar a satisfacer nuestras necesidades, de alinearse (o no) con nuestros valores y de tener una idea clara del potencial de conexión y profundidad de su relación con nosotros.

Como mi amigo Will Guidara, un restaurador de clase mundial y autor de libros más vendidos, le dice a su personal de servicio: «No puedes llenar el vaso de un cliente si tu jarra

---

[60] Nedra Glover Tawwab, *Set Boundaries, Find Peace: A Guide to Reclaiming Yourself* (New York: Tarcher/Perigee, 2021), 61.

está vacía». Tienes que tomarte el tiempo para llenar tu jarra y así poder dedicarte a llenar los vasos de otras personas.

No puedes dar lo que no tienes. No vas a ser compasivo y generoso desde un lugar vacío.

Y lo que es más importante, si no puedes ser compasivo contigo mismo, no puedes ser compasivo con los demás.

Los límites son la manera en que comienzas a hacer inversiones a largo plazo tanto en ti como, en última instancia, en los demás y para los demás. Ya sean límites grandes o pequeños, tienes que ser el defensor de tu tiempo, talentos y recursos.

Establecer límites en esas tres áreas (tu tiempo, energía y talentos) es una de las cosas más compasivas, responsables y amorosas que puedes hacer.

Los límites equivalen a compasión. Para ti y para todos los demás.

Los límites nos dan libertad.

ELEGIR LA LIBERTAD EN EL MUNDO REAL

Estamos listos para comenzar a diseñar y construir una vida con más libertad, margen y espacio. Margen en tu vida financiera, espacios libres de desorden en tu hogar, espacio en tu agenda y límites en tus relaciones.

En la siguiente sección, he detallado algunas maneras en las que he logrado tener éxito en mi vida diaria en cada una de las cuatro áreas, y cómo innumerables personas también han reducido o eliminado la ansiedad en sus vidas.

Comienza con identidad

Primero, comenzamos con nuestra nueva identidad.

Esta idea proviene del autor bestseller James Clear, y ha sido transformadora en mi vida. Si lees este capítulo, te emocionas muchísimo y luego lo tiras todo, cancelas todo en tu agenda, cortas tus tarjetas de crédito y dejas de gastar dinero, y llamas a tu suegra gritándole por teléfono: «¡NUNCA MÁS!»... será un desastre.

¿Por qué?

Porque sin importar lo que deseches, cómo pagues tus deudas o qué tan firmes sean tus límites, **siempre irás contigo mismo**. Y dado que tu cuerpo siempre busca soluciones basadas en lo que conoce, los mismos problemas de margen, espacio y deudas regresarán en poco tiempo.[61]

Así que, en lugar de comenzar con un montón de metas y líneas de llegada, comenzaremos con la identidad. ¿Quién eres? ¿En quién te vas a convertir?

En esta nueva temporada, somos personas LIBRES. Elegimos vivir vidas libres del control, las imposiciones y la dirección de otras personas.

Dilo en voz alta, ahora mismo.[62] «Soy una persona que es LIBRE. Soy una persona que elige la LIBERTAD».

Entonces, ¿qué significa esto en estas cuatro áreas?

---

[61] No dejes de leer *Atomic Habits* de James Clear. Te lo recomiendo muchísimo.

[62] Claro, si estás en una biblioteca o en un aeropuerto, tal vez quieras susurrar. O tal vez no. ¡TÚ VE CON TODO!

DINERO

Soy una persona que elige la libertad. Soy una persona que quiere vivir y dar como yo quiero. Así que,

1. Nunca más pediré dinero prestado.[63]

   Jamás.

   No seré propiedad de ninguna otra persona ni institución financiera.
2. Si actualmente tengo deudas, escribiré en una hoja de papel cada dólar que le debo a alguien más. Todas las deudas: incluyendo préstamos estudiantiles, préstamos familiares o personales, tarjetas de crédito, préstamos para automóviles (o arrendamientos), facturas médicas, cargos de crédito de tiendas, y así sucesivamente. Las anotaré todas y obtendré una cifra final.
3. Utilizaré el método Baby Steps de Ramsey Solutions para pagar mis deudas de la manera más rápida y comprobada posible. Como soy un adulto, no esperaré que mis padres sigan pagando mis deudas, no esperaré a que el gobierno venga a rescatarme con dinero que ha pedido prestado a los contribuyentes, y pospondré la gratificación inmediata para ahorrar y comprar las cosas que quiero.

   En efectivo.

---

[63] Excepto, posiblemente, en el caso de una hipoteca. Consulta *The Total Money Makeover: A Proven Plan for Financial Fitness* de Dave Ramsey (Nashville: Thomas Nelson, 2009) para más detalles.

4. Estableceré un fondo de emergencia en efectivo como una forma de lidiar pacífica e inmediatamente con los imprevistos de la vida. Porque la lavadora de platos se descompondrá, tu hijo se torcerá el pie, o el COVID. ¿Recuerdas el COVID?
5. Invertiré, ahorraré y cuidaré de mi yo futuro, haciendo de esto una prioridad.

TIEMPO

Soy una persona que elige la libertad. Soy una persona que quiere vivir y dar como quiero. Por eso, veré el tiempo como mi único y más preciado bien.

1. Haré un inventario del calendario de mi familia. Todas nuestras actividades. Asignaré a cada persona una sola actividad por semana. Una sola salida nocturna por semana.
2. Haré un inventario de cómo uso mi tiempo. Revisaré los registros de mi computadora y mi teléfono celular, y mis cuentas de redes sociales para ver cuánto tiempo paso cada día, semana, mes y año frente a las pantallas.
3. Estructuraré mi día de tal manera que, en casi cualquier situación imaginable, llegue a tiempo, pueda conducir respetando los límites de velocidad y me presente a las comidas, reuniones y eventos con gracia y una energía de paz.

4. Estaré preparado, comprometido y sin prisas. Estar ocupado ya no será la manera en que le muestro al mundo lo importante que soy.
5. Me conectaré con alguien que me haga responsable de mantener espacios libres en mi calendario.

DESORDEN Y COSAS

Soy una persona que elige la libertad. Soy una persona que quiere vivir y dar como yo quiero. Por lo tanto, no me rodearé de entornos caóticos o llenos de desorden. También comprendo que si tengo problemas de acumulación compulsiva o adicción, lograr esto podría requerir intervención profesional. Pero soy una persona que merece vivir una vida sin ansiedad.

1. Soy una persona que invierte esfuerzo en las relaciones y no en los objetos.
2. Soy una persona que no me evalúo a mí mismo basándome en lo que poseo o no poseo. Las marcas comerciales no me impresionan ni me dan poder.
3. Cada día dedicaré al menos 10 minutos a organizarme. Esto podría significar borrar fotos o mensajes de texto antiguos, reducir mi maquillaje o artículos de aseo personal, o regalar cosas inútiles del garaje.
   a. Me desharé de la ropa que no me queda o que no uso con regularidad. Simplificaré mi guardarropa y comenzaré a hacerme preguntas difíciles sobre las marcas y mi valor personal.

b. Tiraré toda la basura y las baratijas, y donaré todos los artículos posibles que verdaderamente puedan ser de utilidad o valor para alguien más.

Lo básico para deshacerte del desorden en tu hogar

1. Limpiaré mi entorno.
   a. ¿Tu auto es un desastre?
   b. ¿Tienes montones de ropa sucia y trastos?
   c. ¿Hay juguetes de niños y cosas de mascotas por todas partes?
2. Voy a revisar mi desorden digital.
   a. ¿Cuántas cuentas digitales tengo? ¿Están mis contraseñas para estas cuentas organizadas en un solo lugar seguro?
   b. ¿Puedo cancelar suscripciones, darme de baja de correos electrónicos, etc.?
   c. ¿Son un desastre los íconos de mi escritorio?
3. Voy a despejar mi mente, cuerpo y espíritu.
   a. Lleva un diario de manera regular. Escribe lo que sientes, tus éxitos, tus desafíos, tus miedos y tus aspiraciones. Este es un espacio para tener una conversación honesta contigo mismo que está fuera de tu cabeza.
   b. Con el tiempo, usa tu diario para llevar un inventario de tus pensamientos (especialmente aquellos que rumias y sobre los que te obsesionas). Anota los pensamientos relámpago: esos que te

dicen que eres un padre terrible, los recuerdos horribles o tus preocupaciones sobre el futuro. Desafíalos en cuanto a su precisión, verdad y realidad.

LÍMITES

Soy una persona que elige la libertad. Quiero tener relaciones profundas, entrelazadas y de apoyo. Y para lograr eso, tengo límites sólidos, firmes y comprometidos para mi mente, límites para mi descanso y actividad, límites para mis necesidades y deseos, límites para mis relaciones y límites para mi trabajo.

1. No me someteré a un ambiente laboral peligroso y lleno de toxicidad. Un trabajo desafiante e incómodo es diferente a ser constantemente maltratado, irrespetado, desvalorizado o explotado. El trabajo debería impulsarme a llegar más lejos de lo que creo ser capaz. Mis líderes deberían ser personas que me apoyen, que se preocupen por mí, que me respeten en cuanto a mi salario y que me proporcionen los recursos para cumplir con mi trabajo. De lo contrario, investigaré y buscaré otras opciones.
2. Comenzaré a hacer preguntas muy difíciles y a tomar decisiones concretas.
    a. ¿Qué necesito para estar bien?
    b. ¿Qué, y quiénes, me agotan, y con quiénes debería pasar menos tiempo o ya no pasar tiempo?

   c. ¿Con quién debería pasar más tiempo?
   d. Cuando pienso en las personas con las que no me gusta estar, ¿qué características tienen en común?
   e. ¿Qué me da armonía en mis relaciones? ¿Quién me desafía y a la vez se preocupa profundamente por mí? ¿Quién se está aprovechando de mí como un vampiro y yo lo estoy permitiendo?
3. ¿Qué personas me traen paz? ¿Qué trabajo me trae paz? Por supuesto, la paz no significa una vida relajada y fácil, libre de luchas, desacuerdos o dolores del corazón. Pero durante los tiempos difíciles, ¿quiénes y qué cosas me traen paz?
   a. ¿Qué necesito eliminar de mi vida para hacer de esto una realidad?
4. Seré una persona que NUNCA grita. Ni a mis hijos, ni a otros adultos, ni a los hijos de otras personas, ni a conductores desprevenidos en la carretera. Soy una persona con autocontrol sobre mis emociones, mis reacciones y las palabras y energía que pongo en el mundo.
5. Soy una persona que no tolera el abuso, los chismes ni las interacciones malintencionadas. Simplemente me apartaré de estas situaciones. O procuraré que los abusadores o agresores sean apartados. No buscaré peleas, y son muy pocas y distantes entre sí las causas por las que estoy dispuesto a luchar hasta el final. Seré capaz y estaré dispuesto a pelear, pero elegiré no hacerlo en casi todas las situaciones.

ELIGE LA LIBERTAD

Resumen del capítulo y próximos pasos

Resumen:

- Si no eres libre, tu cuerpo sabe que no estás a salvo.
- Cuando tu cuerpo siente que no está seguro, hará sonar las alarmas.
- Si le debes dinero a otras personas, sin importar qué tan buena sea la tasa de interés o el plan de pago, tu cuerpo sabe que alguien más puede quitarte tu hogar, tu medio de transporte, tu comida, tu atención médica y más. Y tu cuerpo hará sonar las alarmas.
- Si estás rodeado de caos y desorden, tu mente y tu cuerpo se sienten abrumados por la constante interacción con las «cosas». Como consecuencia, tu cuerpo hará sonar las alarmas.
- Si no tienes margen en tu agenda, no estás a salvo. Si intentas ser todo para todos, permitiendo que las actividades de tu hijo, tus pasatiempos o tu falta de disciplina destruyan tu agenda, tu cuerpo se sentirá estresado y ansioso.
- Si tienes límites relacionales débiles o inexistentes, si otras personas tienen más voz en tu vida que tú mismo, tu cuerpo nunca se sentirá seguro.

Cosas por hacer:

- Proponte pagar todas tus deudas. Visita ramseysolutions.com/store para ver La Transformación Total de Su Dinero. Es un plan eficaz para alcanzar bienestar financiero.
- Haz un inventario de tus cosas, desde tus garajes, armarios, unidades de almacenamiento, graneros y cobertizos hasta lo que hay debajo de las camas, en los cajones y en tus estanterías. Sé honesto sobre el caos y el desorden en tu entorno físico. ¿Qué puedes vender o regalar AHORA MISMO que haría tu vida más tranquila y menos desordenada?
- Haz un inventario de tu caos y desorden digitales. Contraseñas, suscripciones, cuentas, cuentas de correo electrónico, listas de correo de negocios, infinitos discos duros llenos de fotos y videos. Comienza a eliminar, darte de baja y cancelar.
- Examina detenidamente tu calendario. Primero el semanal, luego el mensual y después el anual. Borra todo del calendario y comienza desde cero. Empieza con los elementos importantes como la conexión con otros, el tiempo en familia, el ejercicio y las prácticas restaurativas, así como las cosas obligatorias como el trabajo y la escuela. Después, lentamente (y con extrema intencionalidad) vuelve a añadir cosas como actividades extraescolares, actividades de la iglesia,

responsabilidades cívicas y comunitarias, y así sucesivamente. Asegúrate de incluir espacios libres.

- Haz una lista de quién dirige tu vida. Podría ser tu cónyuge, tu jefe o tu suegra. La mayoría de los días, ¿quién te está diciendo qué hacer y cómo hacerlo?

Pregúntate:

- Al anotar CADA UNA DE MIS DEUDAS, en orden de menor a mayor, ¿cuánto dinero debo?
- ¿Cuál es mi relación con el dinero? ¿Lo amo? ¿Lo persigo? ¿Lo odio? ¿Me escondo de él?
- ¿Estoy dispuesto a vivir con incomodidad durante uno a tres años, manejar autos usados, no salir y comprar muy poco de cualquier cosa por la oportunidad de ser libre para siempre?
- ¿Cuál es mi relación con mis pertenencias? Esto incluye colecciones, ropa, regalos, espacios de almacenamiento, muebles y demás. ¿Por qué me cuesta tanto deshacerme de cosas que no necesito, no uso o ni siquiera quiero?
- ¿Qué tan sobrecargada y sobre estresada está mi agenda? ¿Estoy tratando de hacer demasiado con muy poco para sentirme valioso o importante? ¿Me siento obligado a decir sí a cualquiera que necesite mi ayuda o experiencia? ¿De dónde viene eso?
- ¿Por qué me resulta difícil crear y mantener límites firmes? ¿Me cuesta decirles no a los miembros de mi

familia o permitir que me maltraten en relaciones laborales o románticas tóxicas? ¿Qué pequeños límites puedo comenzar a poner en práctica?

LAS 6 DECISIONES DIARIAS

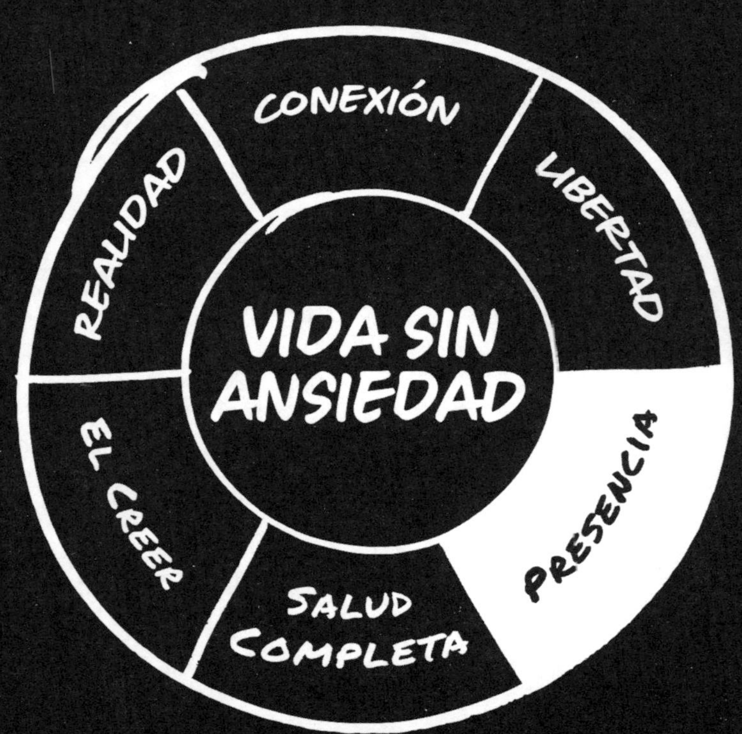

CAPÍTULO 7

ELIGE ESTAR PRESENTE

Hace unos años, estaba poniéndome los zapatos para ir al gimnasio. Era mucho antes de las 5:30 de la mañana, y el mundo exterior estaba tranquilo y oscuro. De repente, sin previo aviso, mi hija de cinco años simplemente apareció de pie junto a mí. Fue como si se hubiera materializado silenciosamente desde su cama hasta la sala, como los niños pequeños extrañamente logran hacer.

Mi esposa ya estaba levantada y le preparó avena a mi hija mientras yo seguía alistándome. Tomando mi reloj y mis audífonos, atravesé la cocina. Al pasar junto a mi hija, quien para entonces estaba coloreando tranquilamente en ese vapor matutino entre estar despierta y dormida, me incliné y le di un suave beso en la coronilla de su pequeña cabecita y le susurré: —Buenos días, bebé. Te amo.

Al instante, mi hija se enfureció y comenzó a agitar frenéticamente su melena rubia.

—¡Woah! —dije.

—¡Desearía que nunca hubieras existido! —me interrumpió, gritando a todo pulmón.

Mi esposa se levantó de golpe al otro lado de la mesa, en mi defensa. Dijo:

—¡No señora! ¡En esta casa nos tratamos con dignidad y respeto! ¡No nos hablamos de esa manera!

Mi hija respondió con voz insolente y potente:

—Todo lo que él siempre dice es «Te amo», y «Eres tan brillante», y «Eres tan hermosa, valiente y fuerte…»—. Continuó con su declaración final, sacada de la letra de una canción de Twisted Sister: —¡Ya estoy harta, no puedo soportarlo más y no voy a seguir viviendo así!

Miré a mi esposa, esbocé una sonrisa torcida y dije:

—He pasado mucho tiempo en estudios de posgrado, pero nunca tomé *esa* clase.

Y con eso, salí por la puerta principal.

Cerré la puerta tras de mí, di dos pasos afuera y me detuve. El primer pensamiento que me vino a la mente fue: *Sí. Quizás si estuvieras más en casa y no siempre viajando, ella querría tenerte cerca. Quizás si ella te importara más que tu estúpida carrera de escritor, buscaría abrazos en lugar de distancia.*

Y para rematar:

Soy pésimo como padre.

LA VOZ INTERIOR

Detesto la voz interior. O si eres como yo, voces, en plural.

Ya sabes, esa voz silenciosa que solo tú puedes oír. La voz

que nunca se calla. Siempre susurrando. Siempre juzgando. Siempre quejándose. Siempre clamando por atención. Siempre estorbando, pero de alguna manera sonando útil.

La voz interior disfruta hablando de los defectos de otras personas *y* de mis defectos, elevándome y destruyéndome al mismo tiempo. Mintiendo, culpando, manipulando. Diciéndome lo inútil, estúpido y poco atractivo que soy. Poniendo excusas, iniciando peleas imaginarias y constantemente avivando el fuego.

Mi voz interior nunca se calla.

Construir una vida sin ansiedad implica enfrentar todas las voces en tu cabeza, ya sean tuyas, de tu padre, de un antiguo amor o de un entrenador de la secundaria. Implica desafiarlas cuando sea apropiado, crear distancia entre tú y ese parloteo mental, y aprender a no creer cada pensamiento que tienes. Se trata de elegir la paz dentro de tu propia mente.

Debemos *eligir estar presente.*

En serio. Lo sé. A mí también se me pusieron los ojos en blanco. Estar plenamente presente me hace pensar en algún tipo barbudo sentado sobre una nube, o en una mujer con mallas celestes sentada en un cojín en medio de un bosque, actuando de manera dramática y seria mientras no hace absolutamente nada.

Esto no es a lo que me refiero.

Estoy hablando del núcleo energético que pulsa debajo de la idea de controlar lo que puedes controlar. A menudo les digo a las personas que cambien su enfoque: de aquello que les enciende de rabia y les enfurece, pero no pueden cambiar, hacia las pocas cosas en el mundo que sí pueden controlar.

Comprensiblemente se irritan y dicen: «Ah, qué lindo. ¿Y cómo hago eso?»

¿Mi respuesta?

Estar enteramente presente.

Y como lo demuestra el increíble trabajo del Dr. Jud Brewer, la presencia plena es una intervención poderosa para silenciar las alarmas de ansiedad.

¿QUÉ ES LA PRESENCIA PLENA?

Comencemos con una definición de la Dra. Ellen Langer, investigadora pionera en mindfulness y profesora de psicología y medicina de Harvard. Ella escribe:

> «Así como la falta de presencia plena es la dependencia rígida de categorías antiguas, la presencia plena significa la creación continua de nuevas categorías. Categorizar y recategorizar, etiquetar y reetiquetar conforme uno domina el mundo… [Esto es] una parte adaptativa e inevitable de sobrevivir en el mundo».[64]

Imagina que estás mirando una fotografía de un río caudaloso. Todo en la foto es hermoso, inmóvil y contenido.

---

[64] Ellen J. Langer, *Mindfulness*, (Burlington, VT: Da Capo, 1989), p. 63.

Ahora imagina que te subes a un helicóptero y vuelas hasta la orilla del río, exactamente al mismo lugar de la fotografía. El agua ya no sería una imagen capturada y congelada. Estaría viva, en movimiento, arrastrando trozos de roca y lodo, cambiando el paisaje a medida que fluyera.

Cuando se trata de nuestros pensamientos y de cómo experimentamos el mundo, nuestra mente quiere capturar los ríos embravecidos de nuestras vidas en fotografías estáticas para poder categorizarlos como amigo o enemigo, peligroso o seguro, y luego decidir en qué álbum de fotos colocarlos. Esto funcionaba cuando el mundo era un lugar mucho más simple y tranquilo. Pero las viejas categorías y compartimentos ya no sirven para nuestro mundo moderno. Es difícil capturar cualquier cosa cuando todo se mueve tan rápido.

La presencia plena, como señala la Dra. Langer, consiste en enseñar a nuestro cerebro una manera diferente de aprender, vivir y experimentar el mundo. Ella sugiere que la presencia plena no se trata de quedarse simplemente mirando la fotografía, sino de experimentar el río embravecido. Y en lugar de intentar etiquetar y capturar el río con el propósito de archivarlo, juzgarlo y medirlo, debemos notar sus nuevas formas, sus nuevas direcciones y los diferentes desafíos que se presentan. El Dr. Dan Siegel, neuroinvestigador, profesor y autor de bestsellers, dice que esta nueva forma de pensar y ver el mundo realmente altera la estructura de tu cerebro.

No te pierdas esto: La presencia plena requiere esfuerzo, porque estás desarrollando nuevas partes de tu cerebro.[65] Puedes aprender a sostener las cosas con ligereza. Abre tus manos. Y comienza a interactuar con el mundo de nuevas maneras, con nuevos patrones y con nuevo entendimiento. Esto también juega un papel clave para aprender a cambiar la forma en que te hablas a ti mismo y a los demás, transformando tu vida de una de reacción inconsciente a ser intencionalmente proactivo.

Te daré un ejemplo. Digamos que tú y tu esposa discuten sobre la frecuencia con la que dejas tu toalla mojada en el piso del baño. Prometes mejorar y realmente comienzas a esforzarte por colgar tus toallas. Entonces una mañana, vas con prisa porque llegas tarde al trabajo. Entras precipitadamente al baño y ahí, tirada en el piso a la vista de todos, está la *toalla mojada de tu esposa.* ¡PILLADA!

Al instante tu mente se enfurece. Tus pensamientos comienzan a dispararse: que ella es una hipócrita, que siempre te está regañando, pero hace lo mismo que tú, que no nota lo mucho que te estás esforzando por cambiar, que nunca más volverás a recoger tu toalla mojada, y así sucesivamente.

Tu cuerpo está preparado para la batalla, tu presión arterial se ha disparado y estás haciendo listas y pisoteando por toda la casa.

---

[65] Daniel J. Siegel, *Mindsight: The New Science of Personal Transformation* (New York: Bantam Books, 2010), p. 5, 277.

Pero toda tu ira, indignación y palabras de hombre rudo son una completa pérdida de tiempo.

Un enfoque consciente se vería algo así:

Ves su toalla mojada en el suelo y, cuando comienzas a enfadarte instantáneamente, respiras hondo y retienes el aire. Lo dejas salir lentamente y relajas los hombros. Creas intencionalmente un espacio entre lo que sientes y lo que haces o piensas a continuación.

Escuchas el primer pensamiento sobre que ella es una hipócrita y lo cuestionas: «¿Es realmente una hipócrita?» No que tú sepas.

Luego te haces una segunda pregunta: «Sé que tener limpio el piso del baño es importante para ella, entonces ¿qué podría estar pasando en su vida para que haya olvidado su toalla?»

Luego, rediriges tus pensamientos: «Voy a comunicarme con ella para recordarle que la amo y que estoy aquí para ella si necesita algo». Y entonces recoges la toalla y continúas con tu día.

Tu ritmo cardíaco apenas cambia. Tus pensamientos regresan a cosas más importantes como qué vas a comer en el almuerzo. Se te ocurre un chiste hilarante.

¿Ves la diferencia?

El enfoque sin presencia plena se basa en la respuesta de lucha o huida. El enfoque de presencia plena consiste en priorizar la conexión con tu esposa y crear un espacio entre los pensamientos que surgen en tu mente y la respuesta de tu cuerpo. Cuando practicamos esta forma de ser, nuestro cerebro realmente desarrolla nuevas vías neuronales para hacer que este tipo de reacción sea más fácil y automática en el futuro.

El Dr. Brewer dice esto sobre la presencia plena:

> «La meditación es como un gimnasio para tu cerebro, que te permite desarrollar y fortalecer tus músculos de presencia plena. La conciencia también te ayuda a prestar atención a los desencadenantes y las reacciones automáticas… La presencia plena consiste en cambiar nuestra relación con esos pensamientos y emociones».[66]

En el contexto de la ansiedad, ser consciente significa escuchar las alarmas, preguntarte por qué están sonando y buscar primero la causa raíz.

En lugar de correr por todas partes intentando quitar las baterías de las alarmas, un enfoque consciente busca el incendio, verifica si las alarmas son reales, comprueba si hay alguien durmiendo en la parte trasera de la casa en llamas y toma las medidas apropiadas según las respuestas.

---

[66] Judson Brewer, *Unwinding Anxiety: Train Your Brain to Heal Your Mind* (New York: Avery, Penguin Random House, 2021), p. 86.

UN DESENCUENTRO CON MI HIJA (VERSIÓN REIMAGINADA)

Según el Dr. Brewer, hay dos componentes clave para la presencia plena: la consciencia y la curiosidad. Sobre la consciencia, dice:

> Si no eres consciente de que estás haciendo algo por hábito, continuarás haciéndolo por hábito... Desarrollar la consciencia a través de la presencia plena te ayuda a «levantar el capó» para ver qué está pasando en tu cerebro primitivo. Puedes aprender a reconocer tus ciclos de hábitos mientras están ocurriendo, en lugar de «despertar» al final cuando casi has chocado el auto.

«Si no eres consciente de que estás haciendo algo por hábito, continuarás haciéndolo por hábito... Desarrollar consciencia a través de la presencia plena te ayuda a «levantar el capó» para ver qué está ocurriendo en tu cerebro primitivo. Puedes aprender a reconocer tus ciclos de hábitos mientras están sucediendo, en lugar de "despertar" al final cuando casi has chocado el auto».[67]

Elegir la practicar de estar presente en lugar de reaccionar te permite examinar la respuesta de tu cuerpo y tus pensamientos desde una perspectiva panorámica.

Esta perspectiva lo cambia todo.

---

[67] Brewer, *Unwinding Anxiety,* p. 71–72.

Aquel día en que mi hija estalló, yo permití que hiriera mis sentimientos. Cuando dijo que deseaba que yo nunca hubiera existido, *elegí sentirme desanimado. Ella no me hizo sentir ni hacer nada.*

Mi mente y mi cuerpo escucharon esas palabras y se dispararon. Se me hizo un nudo en el estómago, la cabeza me ardía y de inmediato me cubrí con un manto de vergüenza. Mi cerebro comenzó a inventar historias: «Eres un padre terrible. Tu niña crecerá sin querer conocer a su papá. No tienes derecho a decirle a otras personas cómo amar o criar a sus hijos si así es como están las cosas en tu propia casa».

Pero el contexto lo era todo.

Eran las 5:15 de la mañana.

Acababa de regresar de una gira de conferencias por varias ciudades.

Ella estaba cansada.

Estaba agotado.

¡Ah, y tiene CINCO años!

Hay una razón por la que no dejamos que los niños de cinco años manejen o compren cerveza. ¡Porque tienen CINCO años! Sus cerebros aún no están completamente formados.

¿Y si hubiera salido al porche, intrigado por las cosas que dice una niña de cinco años cansada, y me hubiera preguntado si de verdad soy un mal padre? La respuesta habría sido un rotundo no. Soy un padre bastante bueno.

¿Y qué tal si hubiera tomado eso como una señal para considerar cómo podría encontrar tiempo para conectarnos, una vez que ambos estuviéramos descansados? Podría apoyarme en mi papel como su papá para asegurarme de que ella se sintiera amada, conectada y apoyada, ya sea que estuviera viajando o no. Pensar en estrategias para profundizar mi conexión con mi hija habría sido un uso mucho más productivo de mi tiempo.

¿O qué tal si hubiera decidido saltarme mi entrenamiento y, en su lugar, hubiera ido a buscar el desayuno para la familia, y hubiera regresado a casa media hora después con música de baile sonando a todo volumen en mi altavoz Bluetooth? ¿Y si reorganizara mis listas y rutinas para incluir la conexión como la máxima prioridad?

Esto es elegir estar completamente presente.

ESTAR PRESENTE EN LA VIDA COTIDIANA

El estar presente es esencial para elegir la conexión, elegir la realidad, elegir la libertad, de hecho, es esencial para las seis decisiones diarias. Pero la mayoría de nosotros vivimos encadenados y sin libertad, y gastamos toda nuestra energía disponible reaccionando al pasado o tratando de anticipar el futuro. No sabemos cómo, literalmente nos faltan las habilidades, para estar presentes donde estamos.

Para practicar el ser presente, primero debemos tomar conciencia.

Conciencia

Pensemos en nuestras vidas en modo «reacción»:

Cada indirecta de nuestro hermano o pariente político fastidioso es un ataque personal a nuestro ego. Cada vez que alguien nos sigue demasiado cerca en el tráfico, es una ofensa. Cada vez que alguien mira hacia otro lado cuando estamos hablando, nos deja fuera de la lista de invitados o se frustra con nosotros porque no cumplimos con sus plazos, nuestros cuerpos comienzan a lanzar golpes o a esconderse antes de que tengamos siquiera un momento para pensar. Compramos por impulso, comemos por impulso, enviamos correos por impulso, nos aislamos por impulso… y luego lo hacemos de nuevo la próxima vez. Estamos viviendo sin darnos cuenta.

La ansiedad está integralmente vinculada a una vida reactiva. Las personas sin ansiedad no son reactivas. Son intencionales. Las personas ansiosas, asustadas y sin libertad, por otro lado, están despotricando en las redes sociales o haciendo gestos obscenos en la autopista antes de siquiera considerar qué sucederá después.

La reactividad puede ser grande y ruidosa. La reactividad ansiosa también puede ser un silencioso alejamiento de los seres queridos. Hacia el aislamiento. Un desvanecimiento. Un sentarse en las sombras. Este eres tú cuando desapareces en una habitación llena de gente. O cuando te esfumas mientras estás sentado en una mesa rodeado de personas que te aman profundamente.

Nos sentamos en nuestros escritorios y distraídamente jugueteamos con alguna cosa insignificante del trabajo en vez de ir a ver a nuestros hijos y abrazar a nuestras esposas.

Nos sumergimos en un libro, o en trabajos de carpintería en el garaje, o en una noche de fútbol los lunes.

Solicitamos empleo tras empleo tras empleo o buscamos casa tras casa en internet en lugar de aprovechar al máximo los hogares y trabajos que ya tenemos.

Como el Dr. Gabor Maté declara elocuentemente: «Una vez que noto mi impulso defensivo programado de alejarme de la intimidad y entiendo su origen, tengo cierta capacidad de elegir si actuarlo o no».[68]

Tomar conciencia consiste en reconocer tus impulsos y hacer una pausa para considerar tu siguiente paso. Se trata de ser reflexivo, paciente e intencional sobre lo que eliges decir, pensar o hacer a continuación. Esta es la práctica de ampliar el espacio entre el estímulo y la respuesta.

No te equivoques, la atención consciente da miedo y es difícil.

Recuerda el capítulo 4: Elige la realidad. Da miedo darte cuenta de que te estás alejando de tu esposa. O que no sabes cómo hablar con tu hija de secundaria. O que tu ritmo cardíaco se dispara por encima de los 100 latidos por minuto cuando entras al estacionamiento de tu trabajo los lunes por la mañana. O que cada vez que tu padre llama,

---

[68] Gabor Maté, *In the Realm of Hungry Ghosts: Close Encounters with Addiction* (Berkely: North Atlantic Books, 2010), p. 371.

automáticamente silencias el teléfono y luego sientes una profunda vergüenza.

Tomar conciencia puede ser aterrador. Pero es un punto de entrada para silenciar las alarmas de forma consciente.

Este es un ejemplo de la conciencia en acción:

En un momento de conexión íntima, tu esposo extiende la mano para tomar la tuya. Por alguna razón, piensas en aquella vez que te mintió sobre su infidelidad varios años atrás. Es como un relámpago en tu mente. Notas cómo tu cuerpo se aleja de su contacto. Aunque decidiste quedarte y tu matrimonio está mejor que en años, alejarte sigue siendo tu respuesta automática. Tu mente empieza a crear historias.

Pero esta vez eliges algo diferente.

Esta vez, eliges estar plenamente consciente.

Él extiende la mano para tomar la tuya y, aunque instantáneamente sientes esa conocida necesidad de apartarte, contienes la respiración, la mantienes por un momento y la sueltas suavemente. Intencionalmente relajas los hombros. Aflojas la mandíbula.

No te apresures a reaccionar. En lugar de eso, pregúntate suavemente: «Me pregunto por qué mi cuerpo está reaccionando como si no quisiera tomar la mano de mi esposo. Lo amo y sé que él me ama». Y aquí está la pregunta mágica: «Me pregunto, ¿de qué está tratando de protegerme mi cuerpo en este momento?»

Tal vez estés percibiendo, en lo más profundo de tu ser, que tu esposo está actuando como lo hizo hace tantos años cuando tuvo una aventura. O quizás te has distanciado por tanto tiempo que ya ni siquiera lo notas.

Todo esto comienza con consciencia.

Consciencia de cómo tu cuerpo está reaccionando a las historias que tus pensamientos están inventando, y cómo tu mente y tu cuerpo están trabajando (o no están trabajando) juntos. Consciencia del abuso, la negligencia y la injusticia que estás experimentando.

Todo comienza con la conciencia.

Esto es parte de elegir estar presente.

Curiosidad

Un segundo punto de entrada a la presencia plena como forma de vida es la curiosidad.

¿Alguna vez te has detenido un momento para escuchar la voz en tu cabeza? Ethan Kross, profesor y autor del exitoso libro *Chatter*, dice: «Uno de los principales culpables de mantener activo el estrés es nuestro flujo de pensamientos negativos».[69]

Imagínate que estás haciendo la fila de tu supermercado local. Estás haciendo muecas de un lado a otro con el niño pequeño detrás de ti cuando, de repente, escuchas a un tipo frente a ti gritándole a la cajera. La cajera es una mujer de 60 años que se mueve lenta y deliberadamente, claramente

---

[69] Ethan Kross, *Chatter: The Voice In Our Heart, Why It Matters, and How to Harness It* (New York: Crown, 2022), p. 39.

cansada, pero haciendo todo lo posible por recibir a cada cliente con una sonrisa y un rayito de sol.

El cliente está agresivo. La llama estúpida, lenta e inútil, y le hace saber que no tiene ningún derecho a estar trabajando cuando es evidente que no puede hacer bien su trabajo.

Si eres como la mayoría de las personas decentes en este mundo, intervendrías. Algunos de ustedes podrían dar un paso al frente y simplemente darle un puñetazo al tipo, mandándolo al suelo a buscar sus dientes. No estoy recomendando este plan, pero lo entendería. Otros de ustedes harían señas al gerente, se interpondrían entre el cliente furioso y la empleada de la tienda, o llamarían a seguridad.

Mi punto aquí es que casi todos los que están leyendo esto harían algo. Algo grande o algo pequeño… pero algo para detener el caos.

Sin embargo, si eres como yo, ¡te hablas a ti mismo así TODO EL TIEMPO!

La voz en tu cabeza nunca te da tregua. Siempre te está diciendo:

«Eres raro».

«Eres demasiado gordo».

«Nunca vas a salir de este trabajo, ni de esta ciudad, ni de este matrimonio abusivo».

«Solo los perdedores se divorcian».

«No tienes ni pizca de sentido común».

«Nadie te querría jamás».

«Eres una mala madre».

Y sigue y sigue.

A veces, en un esfuerzo por animarte lo suficiente para enfrentar el mundo, tu voz interior arremete contra todos a tu alrededor. *Son* demasiado gordos, demasiado raros; *son* los perdedores. Esa voz interior es despiadada e implacable. Siempre está atacando, ya sea a ti o a otras personas.

Pero esa voz de juicio te está paralizando.

Esta es la voz de tu hermano mayor crítico. Tu exnovio. Esta es la voz de tu pastor hambriento de poder o tus amigas maliciosas, o tu mejor amigo que todavía lucha contra la adicción. Esta es la voz de tu jefe controlador o tus suegros que nunca están contentos. Y con el tiempo, estas voces, estas historias que te contaron, en las que naciste y has vivido, se convierten en las historias que te cuentas a ti mismo.

Comienzas a escucharlos como si fueran tu propia voz. Y se agitan en tu mente sin ser cuestionados.

A veces estas voces no son voces en absoluto. Son sentimientos intensos. Son estallidos emocionales. Son respuestas corporales: opresión en el pecho, un dolor en el cuello, dolor en la espalda baja y más.

Es la sensación eruptiva de que necesitas salir de aquí.

Que necesitas huir.

Que no se puede confiar en nadie.

Una vez que tomamos conciencia del constante parloteo, nuestro siguiente desafío inmediato es no creer instantáneamente en esas voces.

Este es el giro del juicio a la curiosidad.

Adoptar una postura de curiosidad en lugar de juzgar, quejarte y criticar podría salvar tu matrimonio, tu relación con tus hijos, tus amistades y la moral y camaradería en el trabajo. Cuando pienso en enfermedades cardiovasculares, cánceres, derrames cerebrales y problemas relacionados con la presión arterial, elegir ver el mundo a través de una lente de curiosidad podría incluso salvar tu vida.

En su libro *Unwinding Anxiety*, el Dr. Brewer sugiere un ejercicio para practicar la curiosidad. Primero, te recomienda encontrar un espacio tranquilo y relajante donde puedas concentrarte sin distracciones.[70] Luego sugiere recordar un momento en que te sentiste ansioso y te viste impulsado a actuar. Digamos que devoraste media docena de donas. O explotaste contra alguien. O lloraste desde lo más profundo de tus entrañas.

Sea lo que sea que estés recordando, concéntrate en lo que hiciste, las acciones concretas que tomaste después del momento desencadenante. El Dr. Brewer recomienda ver si puedes «revivir esa experiencia, enfocándote en lo que sentiste justo en el momento en que estabas a punto de ejecutar el comportamiento habitual. ¿Cómo se sintió ese impulso de seguir adelante y «hacerlo?».[71] Luego sugiere que descubras dónde se manifiesta ese impulso en tu cuerpo: hambre en el estómago, tus mejillas acalorándose, tus hombros tensándose.

---

[70] Todas las mamás con niños pequeños se rieron y dijeron: «¡Bueno, yo paso!». Sé que un lugar sin distracciones suena como una tierra lejana llena de unicornios y hadas voladoras que se tiran pedos de caramelos, pero quédate conmigo. Vale la pena descifrar esta parte.

[71] Brewer, *Unwinding Anxiety*, p. 183.

El objetivo aquí es crear espacio. Libérate de las respuestas automáticas, hazte preguntas a ti mismo y toma decisiones intencionales sobre lo que piensas y haces después. El Dr. Brewer señala: «Si notaste que al ser curioso acabas de ganar, aunque sea una fracción de segundo para estar con tus pensamientos, emociones y sensaciones corporales más de lo que has estado en el pasado, acabas de dar un enorme salto hacia adelante».[72]

Además, aquí hay una antigua técnica cognitivo-conductual que he usado para liberarme de mi crítico interno. También se la he enseñado a miles de personas, incluyendo a mis propios hijos.

Quiero que mantengas abierta la aplicación de notas en tu teléfono. O si eres tecnófobo como yo, lleva contigo una pequeña libreta, diario o tarjeta de notas. Cuando tengas estos momentos de juicio, escribe exactamente lo que dice esa voz interior.

Aquí hay algunos ejemplos:

Realmente no necesitas una segunda hamburguesa con queso.

Nunca seré vicepresidente.

Mi iglesia me rechazaría si supieran todo sobre mí.

Mamá se morirá si no celebramos la Navidad en su casa.

Mi esposo siempre será una vergüenza para mí porque nunca bajará de peso.

El mundo tal como lo conocemos desaparecerá dentro de 10 años.

---

[72] Brewer, *Unwinding Anxiety*, p. 185.

Mi esposa dejó el tanque de gasolina vacío porque es perezosa y quiere hacerme llegar tarde.

Voy a estar endeudado por el resto de mi vida.

Escribe estos pensamientos. Los juicios, las quejas, las granadas. Literalmente sácalos de tu cuerpo y ponlos en el papel. Luego haz una pausa, tómate un momento y léelos. Mientras los lees, **exige evidencia**. ¿Son verdaderas las cosas que circulan por tu mente y tu cuerpo? ¿Puedes confirmar la precisión del veneno que corre por tus venas?

A veces la respuesta será sí. No puedo pensar en una ocasión en la que *necesite* una segunda hamburguesa con queso. Necesito alejarme del servicio al auto. Pero la gran mayoría de las veces, exigir evidencia a estos pensamientos y acciones funciona como el gran difusor. Literalmente desinfla el ciclo del hábito y detiene los impulsos en seco.

Ser curioso te ayuda a llegar a la verdad y a una respuesta más serena mucho más rápido que precipitarte a juzgar sin reflexionar.

- ¿Será que la persona que acaba de atravesarse frente a ti en el tráfico es realmente alguien drogado sin valores que no respeta la vida humana? ¿O será que está tratando de llegar al hospital lo más rápido posible antes de que su esposa fallezca?
- ¿Tu esposo dejó los platos en el fregadero porque es egoísta y no le importas, o nunca le has dicho que recoger los platos te hace sentir valorada y amada, especialmente cuando estás agotada?

- ¿Tu compañero de trabajo que no está de acuerdo contigo sobre cómo respondería Jesús ante un problema social es un estúpido idiota progresista o un insensible tonto conservador? ¿O acaso se ha informado sobre el tema y simplemente ha llegado a una conclusión diferente a la tuya?

O, como me pregunté: *John, ¿eres realmente un padre terrible? ¿O simplemente has estado de viaje por unos días, y tu hija de cinco años realmente te extraña y no tiene las palabras para decir: «Papi, mi corazón, mi mente y mi espíritu no se sienten bien cuando no estás aquí»?*

Tienes que examinar tus pensamientos como examinarías tus gastos. Tienes que cuestionarlos para ver qué es real y qué no, o si tu mente solo está inventando historias.

A veces te darás cuenta de que estás comportándote como un patán. De que te precipitaste, o no fuiste completamente honesto, o hiciste algo que no deberías haber hecho. Lo que frecuentemente sigue a la autorreflexión y la curiosidad es un espíritu de humildad. Un espíritu de perdón o arrepentimiento. Empatía y compasión.

Esto es comportarse como un adulto, en un mundo poblado por personas que, aunque ya crecieron, se comportan como niños.

Después de la curiosidad viene un reconocimiento de la humanidad común y la vulnerabilidad. Se convierte en una oportunidad para aprender, para desafiar y para encontrar puntos de conexión.

Un espíritu de curiosidad es un pilar fundamental en el camino hacia una vida sin ansiedad.

Nunca olvides: la presencia plena y la curiosidad pueden salvar tu vida.

ALGUNOS RECORDATORIOS HACERCA DE EL ESTAR PRESENTE

La presencia plena es una forma de ser. Es una orientación hacia el mundo, tus pensamientos y tus reacciones. También es algo que haces. El Dr. Brewer informa: «Ahora existen cientos de artículos científicos publicados sobre la eficacia clínica e incluso la neurociencia detrás de la presencia plena».[73] Sabemos que funciona, pero no como apretar una tuerca, tomar una pastilla o someterse a una cirugía.

La presencia plena eleva tu mirada más allá de ti mismo para que puedas apreciar el mundo que te rodea. Te ayuda a pasar de reaccionar a responder. Para ustedes, los Tipo A, o los directores ejecutivos siempre acelerados, o los del Eneagrama del 1 al 9… la presencia plena no es una competencia. No es algo que debas intentar ganar.

La presencia plena tampoco es una forma melodramática de relajarse y evitar sentir. No se trata de intentar eludir el dolor o abandonar tu forma humana para imaginarte sentado con las piernas cruzadas sobre una nube. La conciencia

[73] Brewer, *Unwinding Anxiety*, p. 241.

plena puede consistir tanto en poner un límite y comenzar de nuevo como en aprender y escuchar.

El estar presente y los sentimientos

Desafiar tus pensamientos, tomarte el tiempo para alargar el espacio entre lo que sucede y tu respuesta, es valiente y difícil. Es muy, muy duro. Así que no te dejes engañar pensando que el estar presente es fácil o pasiva. ¡Es un verdadero trabajo!

Tener curiosidad acerca de las respuestas de tu cuerpo puede revelar verdades realmente atemorizantes. Quizás no estás a salvo. Quizás él está tratando de lastimarte y humillarte. Quizás *estás* siendo irresponsable.

Y a veces esas verdades exigen acciones intencionales como respuesta. A veces nuestro impulso de retroceder o huir es acertado. En ocasiones, puede que necesitemos plantar bandera y defender nuestra posición hasta las últimas consecuencias.

Nuestros sentimientos pueden gritar fuerte y no siempre dicen la verdad.

Pero a veces sí lo hacen.

Creo, con todo mi ser, que debemos escuchar nuestra intuición. No deberíamos confiar en ella sin cuestionarla, pero ciertamente debemos escucharla. Siempre.

Nuestros pensamientos desencadenan sentimientos, y los sentimientos son simplemente semáforos que nos dicen que debemos reducir la velocidad, ponernos en marcha o detenernos por completo. La autora de superventas Melody Beattie escribe:

> Nuestros sentimientos son muy importantes. Cuentan. Importan… Reprimir o negar los sentimientos puede provocar dolores de cabeza, trastornos estomacales, dolores de espalda… [y] problemas con comer en exceso, comer muy poco, consumo de alcohol y otras drogas, comportamientos sexuales compulsivos, gastos compulsivos, dormir poco, dormir demasiado, obsesiones, gestos controladores y otras conductas compulsivas… Pero los sentimientos no son el todo en la vida. Los sentimientos no deben dictar ni controlar nuestros comportamientos, pero no podemos ignorar[los].[74]

El objetivo es estar conscientes de las respuestas de nuestro cuerpo, nuestros pensamientos y nuestros sentimientos. Notarlos, y no simplemente vivir en un constante estado de reacción. Y cuando los notamos, no aceptarlos inmediatamente como la verdad absoluta, ni juzgarlos (o juzgarnos) como estúpidos, ridículos o locos. Esta es la importancia de la curiosidad por encima del juicio.

---

[74] Melody Beattie, *Codependent No More: How to Stop Controlling Others and Start Caring for Yourself* (Center City, MN: Hazelden Publishing, 1992), p. 143–145.

El estar presente y la meditación

Recomiendo ampliamente alguna forma de meditación como manera de practicar el estar presente. He practicado la meditación, la introspección contemplativa, la oración y otras formas antiguas de «conocimiento sagrado» durante muchos años. Esto ha transformado mi vida. Personalmente, le doy crédito a la practica de estar presente, la meditación y la oración por ayudar a sanar mi mente y bajar muchísimo las alarmas de ansiedad.

Normalmente uso una aplicación en mi teléfono y unos audífonos, y creo un pequeño espacio en mi sótano. Algunos días siento que estoy meditando profundamente, y otros días siento que estoy perdiendo el tiempo. Pero como dije antes, no es una competencia. Es una práctica. Cuando estaba extremadamente ansioso, intenté hacer que la meditación lo resolviera todo. Traté de usarla como un bálsamo o una medicina. La meditación no funciona así.

La meditación es como pasar tiempo con un viejo amigo. Después de varias tazas de café y varias horas de conversación amena, te levantas y descubres que estás más en paz que antes de sentarte.

El Dr. Gabor Maté ha dicho: «Me di cuenta de que mis expectativas para la práctica de meditación habían sido demasiado duras conmigo mismo. Quería ser bueno en la meditación, quería que ocurrieran cosas espiritualmente edificantes, quería que surgieran profundas intuiciones. Ahora sé que es un proceso gentil».[75]

La meditación es gentil.

La oración es entregarse.

La presencia plena es un enfoque más lento y menos agresivo.

Este es el camino hacia una vida sin ansiedad.

ELIGE ESTAR PRESENTE

Resumen del capítulo y próximos pasos

Resumen:

- La presencia plena es la práctica de ampliar conscientemente el espacio entre el estímulo (es decir, aquello que te hace enojar) y tu respuesta (ya sea hacer un agujero en la pared o alejarte).
- Ser consciente de tus pensamientos consiste en apropiarte de cada pensamiento conforme entra en tu mente y ser intencional respecto a cómo, o si, eliges responder.
- Dos claves para practicar el estar presente son la conciencia y la curiosidad.

---

[75] Maté, *In The Realm of Hungry Ghosts*, p. 372.

- La conciencia es el reconocimiento intencional de las cosas positivas y negativas en tu vida y de las respuestas automáticas de tu cuerpo.
- La curiosidad consciente es la elección de buscar comprensión, calma e indagación en lugar de juicio, reacción y respuesta.

Qué hacer:

- Lleva un diario de pensamientos. Cuando un pensamiento negativo o perturbador se dispare en tu mente, detente y anótalo.
- Comprométete a estar consciente de los pensamientos y acciones que contribuyen a que seas menos alegre, amable y paciente. Considera el consumo de medios negativos, las relaciones tóxicas y tus propias quejas y lamentos.
- Comprométete a eliminar el diálogo interno negativo y a dejar de hablar negativamente de los demás.
- Nunca guardes secretos. Los secretos quedan atrapados en el cuerpo y se convierten en respuestas automáticas.
- Practica hacer una pausa antes de reaccionar… ante cualquier cosa. Crea reglas de respuesta para ti mismo. Por ejemplo: Tomarás 24 horas antes de responder a un correo electrónico hiriente. Responderás a los mensajes de texto solo dos veces al día. Si alguien dice algo negativo sobre ti, tomarás una hora antes de responder.

- Haz una lista de tus necesidades, tus deseos y con quién puedes compartirlos.

Pregúntate:

- ¿Cuáles son entre 5 y 10 cosas que me enojan o me alteran?
- ¿Cómo respondo instantáneamente a cada una de estas situaciones?
- ¿Cuándo mis respuestas resuelven la situación y me hacen sentir en paz y tranquilo? ¿Cuándo mis respuestas empeoran una situación y me hacen sentir alterado y molesto a largo plazo?
- ¿Cuáles son algunos sentimientos que he estado experimentando regularmente durante las últimas semanas/meses/años? ¿De dónde provienen estos sentimientos?
- En palabras directas, ¿qué historias surgen en mí respecto a esos sentimientos? (ejemplos: *Soy un padre terrible. Mi esposa me odia. Nunca podré complacer a mi suegra, etc.*).
- Exige evidencia de las historias. Examina cada historia una por una y pregúntate: ¿Es verdadera esta historia? Luego explora las evidencias para determinar si es precisa.

LAS 6 DECISIONES DIARIAS

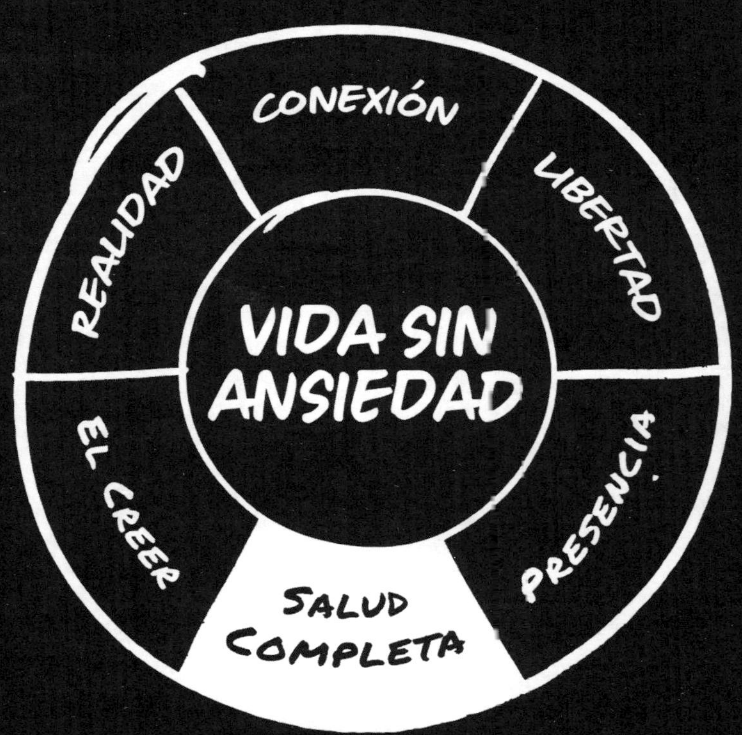

CAPÍTULO 8

ELIGE LA SALUD COMPLETA

Hace aproximadamente 10 años, como les he compartido, me encontraba abrumado por la ansiedad. No podía dormir. Me había aislado y me había vuelto emocionalmente radiactivo. Cuando comencé a descubrir que el problema estaba dentro de mí, y no en todos los demás, decidí tomar el asunto en mis propias manos. Iba a resolver mis problemas con mi intelecto.

Me propuse usar el pensamiento como camino para salir de la ansiedad.

Tuve el privilegio de trabajar en una universidad. Esto significaba que tenía acceso a revistas de investigación, libros y expertos de todo tipo, de todas partes del mundo. Además de hablar (y hablar) con cada persona educada con quien podía conectar, comencé a leer todo lo que caía en mis manos y a escuchar tantos seminarios y conferencias como podía descargar. Estudié nutrición, ciencia, salud mental y salud cardiovascular.

Me obsesioné con mi tema de estudio. Quería saber cómo funcionaba el eje HPA, quería aprender todo sobre el sistema nervioso simpático y parasimpático, la amígdala, y muchas cosas más. Estaba decidido a conocer todo lo que hubiera que saber sobre la ansiedad.[76]

No me di cuenta en ese momento, pero estaba inmerso en el reduccionismo de la Ilustración que ha perseguido a la ciencia y la filosofía durante siglos. Esta es la idea del reduccionismo de la Ilustración: puedes conocer mejor algo descomponiéndolo en sus partes más pequeñas y estudiando esas partes individualmente. La verdad se encuentra en las piezas, no en cómo funcionan todas juntas.

En esta forma de aprendizaje, el agua no es la fuerza vital de todos los seres vivos y también una poderosa fuerza destructiva; es dos partes de hidrógeno y una parte de oxígeno. Los pensamientos y los sueños son conversaciones neuronales a través de sinapsis. La ira y el miedo son parte cortisol, parte norepinefrina, más una dosis de bla, bla, bla. La brillante poeta y autora Rebecca Reynolds maldijo a los científicos por convertir nuestros pensamientos románticos sobre las estrellas en verlas como son, simplemente bolas de gas ardiente.[77]

---

[76] Estoy seguro de que no hace falta decirlo, pero en esa época yo era un verdadero encanto para quienes me rodeaban. Un rayito de luz solar... reflejándose en un incendio gigante dentro de un basurero.

[77] Quedaron atrás los días de "Estrellita, ¿dónde estás? Me pregunto qué serás". Ahora lo sé. Y la verdad, no es nada romántico. Tengo que estar de acuerdo con Rebecca. Malditos científicos.

Pensé que si desarmaba la ansiedad y conocía cómo funcionaba en mi cuerpo, cómo activaba las hormonas, los neurotransmisores y los neuromoduladores, finalmente podría entender y arreglar mi cerebro dañado.

De igual manera, cuando se trataba de «arreglar mi salud mental» (una expresión que odio con todo mi corazón porque no es correcta ni médica, ni espiritual, ni mecánicamente), asumí que, si tan solo pudiera ordenar mis pensamientos correctamente, estaría completamente bien. Pensaba que recuperarme consistía, en partes iguales, en la química cerebral y en alinear correctamente los pensamientos adecuados para hacer las cosas correctas.

Resulta que eso es más o menos cierto.

Pero me perdí por completo el punto.

Creí la mentira de que podía vencer mi ansiedad con el pensamiento. Realmente creía que podía hacer movimientos evasivos en mi vida física y mental para silenciar las alarmas.

Y durante todo ese tiempo, básicamente dejé de hacer ejercicio. Estaba comiendo comida chatarra, tanto en calidad como en cantidad. Como mencioné en el capítulo 6, andaba perpetuamente corriendo y llegando tarde a todo, pidiendo dinero prestado y viviendo sin margen en prácticamente todos los aspectos.

Era como si las alarmas de humo estuvieran sonando en mi cocina, y yo decidí buscar en Google «incendio» y ponerme a leer. Claro, aprendí mucho sobre los incendios, pero mi casa terminó quemándose por completo a mi alrededor.

Para crear una vida sin ansiedad y para darle a tu cuerpo la oportunidad de funcionar como debería, debes *Elegir la salud completa.*

Tienes que cuidar tu cuerpo y recuperarte de traumas pasados.

Tienes que iniciar nuevas relaciones y hacer duelo por las anteriores.

Tienes que incorporar ejercicio y movimiento a tu día a día.

Tal vez necesites un terapeuta.

Definitivamente necesitas hacerte análisis de sangre.

Tienes que elegir creer que mereces estar bien.

Este camino es doloroso. Y tremendamente incómodo. Elegir la salud completa suele resultar en dos pasos adelante y seis hacia atrás. Te das cuenta de que estás cargando con un trauma, y tu vida se ha reducido a sentimientos pesados y a dolor de espalda y rodillas. No estás cuidando de tu único y precioso cuerpo. Has dejado de cambiar el aceite, tienes dos neumáticos pinchados, y te preguntas por qué el auto no funciona bien.

El trauma y las heridas emocionales del pasado activan las alarmas de ansiedad. El dolor físico, la mala nutrición, la mala salud o las cosas que hacemos para energizarnos o calmarnos artificialmente también pueden disparar las alarmas de ansiedad. Porque no estamos seguros.

Si quieres construir una vida sin ansiedad, parte de tu camino debe incluir sanar el trauma, enfocarte en tu salud física y mental, y encontrar seguridad.

ELEGIR LA SANIDAD

La mayoría de nosotros nos presentamos a nuestra vida cotidiana cargando viejos traumas, historias y experiencias familiares generacionales, y respuestas físicas preprogramadas almacenadas en nuestro cuerpo. Para muchos de nosotros, las respuestas de nuestro cuerpo ante estas historias nos mantuvieron con vida. Pero a medida que hemos crecido, nuestro cuerpo sigue respondiendo a amenazas percibidas que tal vez ya no estén presentes.

El trauma es la respuesta de nuestro cuerpo en el presente a cosas que sucedieron en nuestro pasado. Esas experiencias comienzan a causar problemas en nuestras relaciones personales, profesionales y familiares.

Como hemos visto hasta ahora en este libro, crear una vida sin ansiedad es una tarea sumamente difícil. Crear una vida sin ansiedad mientras se intenta vivir día a día con un trauma del pasado es casi imposible.

Escucha, innumerables cosas te han sucedido que no quisiste, ni deseaste, ni pediste.

Tú no elegiste ser agredido/a sexualmente.

Tú no elegiste que tu papá te dejara cuando tenías siete años.

Tú no elegiste ver cómo le dispararon y mataron a tu amigo mientras ambos estaban en despliegue militar.

Tú no elegiste que la economía colapsara, ni recibir ese correo electrónico confirmando tu despido, ni tener un jefe con un ego desmedido.

Tú no elegiste que la gente te odiara o te excluyera por tu color de piel, tu posición económica, tu cultura o a quién amas.

Tú no elegiste tu genética, los traumas de tus bisabuelos ni el infierno que vivió tu mamá mientras estaba embarazada de ti.

No elegiste gran parte de lo que ha sucedido en tu vida. Sin embargo, aquí estás. Todos los caminos de tu pasado, y del pasado de tu familia, te han llevado a este momento.

A este punto.

Trauma

Muchos de nosotros escuchamos la palabra trauma y pensamos en las experiencias grandes y aterradoras. En el mundo de los nerds, llamamos *trauma agudo* a esas experiencias tipo explosión nuclear. El trauma agudo es el gran accidente automovilístico, el abuso sexual, la muerte de tu esposo o ese dolor de estómago de tu mamá que resultó ser un cáncer en etapa IV. Como mencioné anteriormente, nuestros cuerpos colocan una marca de GPS en estos momentos y desarrollan maniobras defensivas y evasivas en un intento de nunca volver a ser lastimados por estas mismas cosas.

Pero hay otros tipos de trauma. El *trauma secundario* ocurre cuando tu cuerpo responde al flujo constante de dolor que absorbes por la proximidad a otras personas que sufren. Como cuando sirves como enfermero o maestro o policía y te enfrentas a las escenas más crudas y difíciles imaginables.

Piensa también en trabajadores sociales, consejeros, maestros y ministros. Piensa en abogados, médicos y dentistas. Todas estas personas entran en contacto con el dolor ajeno como parte de su profesión. Con el tiempo, esto también impacta sus cuerpos.

El trauma también puede ser *negligencia*, las cosas que deberían haberte sucedido, pero no ocurrieron.

Cuando eras niño, deberían haberte alimentado, vestido, dado un hogar y amado. Deberían haberte dicho que tenías valor. Deberían haberte sostenido con amor y tocado con ternura, y tu madre debería haber estado sintonizada con tus expresiones, tu cuerpo y tus necesidades. Ella debería haberte mirado a los ojos y haberte dicho lo amado que eres.

Deberían haberte creído. Tu padre debería haberte ayudado, haber jugado bruscamente contigo y haberte dicho cada día alguna versión de «Te amo, y todos los días le doy gracias a Dios por haberme elegido para ser tu papá».

El trauma también puede ser *colectivo* (piensa en los sobrevivientes del Holocausto, los veteranos de guerra o los sobrevivientes de accidentes automovilísticos), o *acumulativo* (piensa en los pequeños insultos que soportaste durante años en el autobús y en el campo de juego que contribuyeron al autodesprecio que sientes como adulto hoy).

El trauma no es solo la respuesta actual de tu cuerpo a cosas que sucedieron en el pasado, sino que es una sobrecarga de la capacidad de respuesta de tu cuerpo. Es un modo de emergencia, y se expresa de muchas maneras diferentes. Nuestro corazón se acelera, sentimos ese vacío en el estómago. Nos enfermamos. Nos duele la espalda. Nos duele el cuello. Lloramos, a veces sin razón aparente. Luchamos contra el insomnio o nuestras piernas se sienten como plomo cuando intentamos levantarnos de la cama.

¿Ves la conexión? Las respuestas de trauma de nuestro cuerpo activan las alarmas de ansiedad.

Para construir una vida sin ansiedad, tú y yo debemos estar dispuestos a sanar viejas heridas y hacer el trabajo difícil en terapia para aprender a reentrenar nuestros cuerpos sobre lo que significa sentir seguridad y conexión.

Tal vez siempre olías alcohol en el aliento de tu papá cuando llegaba a casa, gritando y pataleando por toda la casa. Y quizás ahora, años después, tu cuerpo se estremece cuando tu amoroso esposo se inclina para susurrarte al oído cuánto te ama y percibes el aroma del bourbon que bebió más temprano esa noche.

Tu cuerpo no puede percibir ese aroma sin gritarte ¡QUE HUYAS! Y tu esposo experimenta tu respuesta como un alejamiento de él, no de tu padre abusivo.

Quizás cuando eras niño, te dijeron que eras estúpido, o que tus sentimientos estorbaban y no importaban. Te decían: «¡Eso no duele!» o «¡Deja de hacer tanto drama por cosas sin importancia!», o «¡TE VOY A DAR MOTIVOS PARA LLORAR!». Y tal vez ahora, tu cuerpo ha perdido la capacidad de escucharse a sí mismo, de sentir y de comunicar honestamente lo que siente.

Tu cuerpo no puede mostrarse vulnerable ni expresar tus necesidades en voz alta porque la expresión significaba recibir golpes, gritos o humillaciones. Y ahora, la persona que más amas en el mundo está experimentando tu falta de respuesta como rechazo.

O tal vez creciste en la escasez. Nunca te faltó una comida, pero las peleas por dinero eran constantes y estaban por todas partes. Había tensión y presión casi diarias relacionadas con el dinero. Y ahora, 17 años después, aunque ganas un salario decente y estás al día con los pagos de tu hipoteca, el solo pensar en hablar sobre compensación con tu jefe hace que tu pulso se dispare. La semana entera antes de tu evaluación laboral, eres un desastre total. Sudores nocturnos, dolor de cabeza constante, náuseas. Tu cuerpo no puede hablar de dinero sin prepararse para una pelea o querer huir y esconderse.

Interioriza profundamente esto:

Tú vales más que lo peor que te haya pasado.

Tú vales más que lo peor que hayas hecho.

Tú vales más que las historias que heredaste.

Estas cosas no tienen que ser tu legado o tu identidad.

Y…

No puedes cambiar lo que te sucedió.

Ese momento ya pasó.

Solo puedes elegir lo que sigue.

Las decisiones

A menos que seas una especie de superhumano robótico, no puedes simplemente chasquear los dedos y hacer un

Control-Alt-Delete a los años de capas que tu cuerpo ha construido para protegerte.

Al principio, no podemos elegir cómo responde nuestro cuerpo. Pero podemos elegir sanar.

- Podemos elegir consultar a un consejero profesional.
- Podemos hacer duelo por la vida que deseábamos pero que hasta ahora no hemos tenido.
- Podemos avanzar.
- Podemos decir sí. O no.
- Podemos comenzar a desarrollar y practicar límites personales.
- Podemos ir al médico y hacernos análisis de sangre. O consultar a un psiquiatra e iniciar un tratamiento con medicamentos.
- Podemos contratar a un entrenador personal, utilizar videos gratuitos de YouTube en nuestro garaje o habitación, y dejar de alimentarnos constantemente con información catastrófica en los canales de noticias las 24 horas.
- Podemos perdonar.
- Podemos escribir esa carta.
- Podemos tomar clases. Inscribirnos en capacitaciones. Terminar la carrera.
- Podemos hacer un cambio, comenzar un nuevo trabajo.

Elegir la sanidad consiste en decidir enfrentar tu ansiedad y trauma. Se trata de cambiar tu árbol genealógico. De crear un nuevo legado. Como dice Terrence Real, autor best-seller y terapeuta maestro: «La disfunción familiar se transmite de generación en generación, como un incendio en el bosque, arrasando todo a su paso hasta que una persona en una generación tiene el valor de darse la vuelta y enfrentar las llamas. Esa persona trae paz a sus ancestros y libra a los hijos que le siguen».[78]

Si eres la primera persona en tu familia en elegir sanar, tendrás cicatrices. Sentirás dolor, sufrirás rasguños y quemaduras mientras combates el incendio forestal y abres un nuevo sendero en la espesura.

Pero tus hijos no.

Y sus hijos y vecinos, y personas que nunca has conocido, caminarán por los nuevos senderos que has iluminado en la oscuridad.

Elegir la sanidad consiste en hacer lo necesario para sentirte en casa en tu propio cuerpo.

Sentirte valorado y verdaderamente amado en tus relaciones.

Sentir tu propósito único y estar firmemente anclado a tus valores.

Este es el camino que debes recorrer para una vida sin ansiedad.

---

[78] Consulta la página de inicio de Terrence Real: https://terryreal.com/trauma/.

ELIGE LA SALUD

Cuando hablo de salud, me estoy refiriendo a tu cuerpo físico. Sé que la salud mental, física, relacional, espiritual y emocional están entrelazadas. Pero para esta sección en particular, voy a enfocarme exclusivamente en tu salud física.

Para tener alarmas de ansiedad que funcionen correctamente, que suenen cuando deben y que duren con el tiempo, tienes que mantener el sistema. Debes asegurarte de que tu hogar sea seguro y fuerte, que el cableado esté en buen estado, que las baterías estén nuevas y que el sistema de alarma reciba mantenimiento. Debes elegir cuidar de tu cuerpo.

Una piedra angular de la vida sin ansiedad es la elección diaria de honrar, amar y mantener tu salud física. Cómo te mueves. Cómo puedes levantarte del suelo, levantar objetos pesados o subir y bajar escaleras. Cómo haces el amor, bailas, corres o eres capaz de evitar una caída. Lo que comes y cómo nutres tu cuerpo. Cuántas tazas de café y bebidas energéticas consumes. Cómo tocas y eres tocado. Se trata del sueño, el descanso y de apartar tiempo intencionalmente para que tu cuerpo se recupere, se renueve y se recargue. Tu cuerpo físico tiene que ver con tu sistema nervioso, tus músculos y esqueleto, las enfermedades cardiovasculares, la demencia y el cáncer. En resumen, ¿puedes hacer las cosas que quieres hacer, o tienes limitaciones físicas?

Existen innumerables estudios que correlacionan la salud física y la salud mental. Es prácticamente imposible estar bien y pleno cuando sufres dolor físico crónico. Es casi imposible estar bien y pleno cuando no puedes jugar con tus hijos, cuando estás demasiado cansado para ir a bailar, o estás demasiado fuera de forma para terminar una ronda de golf. Es difícil reír desde lo profundo cuando no puedes respirar. No poder hacer lo que quieres hacer vuelve extremadamente difícil vivir una vida plena y sin ansiedad. No es imposible, pero sí muy desafiante.

Antes de pasar a los pasos de acción, quiero reconocer a mi amigo más antiguo en el planeta. Ryan sufrió un accidente automovilístico devastador la semana después de graduarse de la universidad. Sufrió una lesión cerebral traumática y ha tenido una grave discapacidad motriz durante décadas. No puede ir a ningún lado sin su silla de ruedas y alguien que lo ayude.

Él todavía va a terapia física regularmente. Trabaja más duro que cualquier fanático del gimnasio que conozco. ¿Estoy sugiriendo que le será mucho más difícil construir una vida sin ansiedad que a mí?

Sí.

Su camino ha sido infinitamente más difícil que el mío. Pero cada día se le puede encontrar con su increíble hermano, su cuidador, su mamá y su padrastro, y múltiples profesionales trabajando para ayudarlo a recuperar lentamente algunas funciones en partes de su cuerpo. Su realidad es que su travesía es más difícil que la mía. Pero aun así tiene que montarse en la silla y esforzarse.

Él me inspira a mí, un hombre con todas mis capacidades físicas, a no desperdiciar mi habilidad de correr, saltar y bailar. ¿Por qué razón me quedaría sentado jugando videojuegos cuando he sido bendecido con la oportunidad de estar completamente activo y buscar aventuras?

Cómo elegir la salud

Nuestros cuerpos físicos son un desastre. Una rápida mirada a las tablas actuariales sobre obesidad, enfermedades cardiovasculares, diabetes, Alzheimer y demencia, cáncer y otras enfermedades modernas es suficiente para hacer que la mayoría de nosotros salga huyendo despavorida. El entorno que hemos creado para nuestros cuerpos está contribuyendo al deterioro de nuestra salud.

Michael Easter, profesor y autor del bestseller *The Comfort Crisis*, escribe:

> «El segundo gran cambio en la condición física humana comenzó alrededor de 1850. Marcó el inicio de la Revolución Industrial y, hoy en día, solo el 13.7 por ciento de los trabajos requieren el mismo esfuerzo físico que nuestros antiguos días de agricultura. Aproximadamente tres cuartas partes de los empleos son ahora sedentarios, y cada año pasamos más tiempo sentados. Durante la última década, el estadounidense promedio añadió otra hora de tiempo sentado diariamente. Los adultos ahora permanecen

sentados seis horas y media, mientras que los niños más de ocho (la eliminación del recreo tampoco ha ayudado)».[79]

Para simplificar las cosas, dividamos nuestra salud en algunas categorías: movimiento y ejercicio, sueño, nutrición y apoyo profesional.

De la noche a la mañana, hemos dejado de movernos. No hacemos ejercicio —o cuando lo hacemos, como señala Easter, es en gimnasios con aire acondicionado, en clases grupales especializadas, sobre superficies lisas, con zapatos diseñados y acolchados. Así que, aunque el ejercicio es algo bueno, no estamos obteniendo tanto beneficio de nuestro movimiento como solíamos hacerlo.

Tampoco dormimos. Hemos llegado a ver el sueño como un lujo o una recompensa, no como la necesidad que realmente es. Y si eres una madre soltera con tres trabajos para intentar pagar lo que se ha convertido en un alquiler exorbitante, dormir es apenas un sueño. Si eres el director ejecutivo de una empresa Fortune 50, suena heroico proclamar: «¡Ya dormirás cuando estés muerto!». Pero nuestra falta de sueño está destruyendo nuestra salud y alterando profundamente nuestros cuerpos y mentes.

De hecho, nos está matando.

---

[79] Michael Easter, *The Comfort Crisis: Embrace Discomfort to Reclaim Your Wild, Happy, Healthy Self* (New York: Rodale Books, 2021), p. 225.

Y para aquellos de nosotros que entendemos el valor y la importancia del ejercicio, navegar por el océano de desinformación es una pesadilla. Una mirada rápida a las redes sociales, YouTube o una librería local revela afirmaciones contradictorias sobre qué entrenamientos deberíamos estar haciendo, con qué frecuencia, de qué manera y así sucesivamente. Tantas discusiones sobre cardio versus levantamiento de pesas; dieta carnívora versus vegana; suplementos y potenciadores; pesas libres versus máquinas tipo Nautilus; correr al aire libre versus cinta de correr versus entrenador elíptico. He estado levantando pesas y ejercitándome regularmente por más de tres décadas, y aun así me siento abrumado con todas estas tonterías. A veces solo quiero saltarme mi entrenamiento y devorar una bolsa de gomitas.

Hablando de gomitas, nuestra comprensión de la ciencia nutricional es un desastre total. Pocas cosas han sido más malentendidas, tergiversadas y sobre las que se ha mentido tan descaradamente como la ciencia de la nutrición y la industria relacionada con ella.

Si eres como yo, no sabes qué comer, cuánto comer, cuándo comer, y si debe ser orgánico, libre de gluten, sin grasa, sin azúcar, o tal vez todo lo anterior. La realidad es que nuestros cuerpos no están diseñados para un flujo constante de alimentos fácilmente disponibles y adquiridos con poco o ningún esfuerzo. Consumimos muchísimas calorías, tanto al comer como al beber. Mi buen amigo, el Dr. Layne Norton (un experto internacional en ejercicio y nutrición) señala que nos enfocamos en lo secundario. Por ejemplo, investigamos si debemos ser veganos o seguir la dieta Keto, o si los productos sin azúcar tienen algún mérito; mientras tanto, hacemos todo lo posible por evitar la poco atractiva disciplina de entrenar consistentemente, ejercitarnos con regularidad y ser plenamente conscientes de nuestra ingesta calórica.

Esta es un área donde, en los últimos años, he aprendido muchísimo y he cambiado mi manera de pensar de forma significativa. Ahora, en lugar de participar en las Guerras de Religiones Dietéticas, monitoreo mis macronutrientes, como cuando tengo hambre y mantengo un control de mi ingesta calórica. Y soy muy compasivo conmigo mismo cuando decido sucumbir ocasionalmente a un atracón de ositos de goma o malvaviscos.

Si me permites simplificar excesivamente millones de páginas de literatura científica y miles de años de sentido común, aquí están las conclusiones clave para elegir la salud:

Ejercicio

El Dr. Peter Attia, un médico de renombre mundial, experto en longevidad y autor de bestsellers, a menudo describe el ejercicio como el medicamento para la longevidad más importante del mundo. Él explica que no existe un medicamento conocido por el hombre que disminuya la mortalidad por todas las causas (la probabilidad de que mueras) mejor que el ejercicio. Esto es especialmente cierto para aquellos que pasan de poco o ningún movimiento a estar moderadamente en forma. Debes ejercitarte y mover tu cuerpo de manera regular y constante. Y punto.

Podría citar innumerables estudios sobre los enormes beneficios para la salud mental y física de todo tipo de ejercicio, desde prácticas basadas en el movimiento como el yoga y la danza hasta el levantamiento de pesas, ejercicios cardiovasculares, entrenamiento de alta intensidad y caminatas de baja intensidad. La Dra. Wendy Suzuki y el Dr. Thomas Joiner, cada uno en su respectivo trabajo, informan que el ejercicio, incluso un movimiento tan simple como caminar, puede fortalecer la parte del cerebro responsable de evaluar y medir las amenazas.

Al hablar sobre el importante papel que el movimiento y el ejercicio juegan en reducir o eliminar la ansiedad, la Dra. Suzuki señala: «Es muy poderoso sensibilizarse ante la mejora del estado de ánimo y los efectos que combaten la ansiedad que ofrece el movimiento».[80] El ejercicio cambia el cerebro de maneras extraordinarias, ayudando con la atención, la depresión y, por supuesto, la ansiedad. Además del Dr. Attia, he encontrado información confiable sobre el tema del ejercicio de expertos como el Dr. Norton, el Dr. Andy Galpin, el Dr. Huberman, así como información del equipo de Mind Pump Media.[81]

---

[80] Wendy Suzuki, *Good Anxiety: Harnessing the Power of the Most Misunderstood Emotion* (New York: Atria Books, 2021), p. 222.

[81] Échale un vistazo al programa de radio/podcast del equipo de Mind Pump Media, dedicado a ofrecer información veraz sobre

Lo importante: *Haz algún tipo de movimiento o ejercicio todos los días sin falta.*

Sueño

El Dr. Matthew Walker, autor de libros más vendidos, profesor e investigador del sueño de renombre mundial, diría que el sueño ocupa un cercano, muy cercano segundo lugar en la lista de las intervenciones más importantes para el bienestar y la longevidad. La pérdida de sueño, el sueño deficiente y el insomnio están directamente vinculados con la ansiedad y los trastornos relacionados con la ansiedad. Es justo decir que cuanto menos duermas, más ansioso te sentirás.[82]

No puedo enfatizar este punto lo suficiente: muy pocos de nosotros dormimos lo necesario. Si crees que te va genial con cuatro, cinco o incluso seis horas de sueño, te estás engañando a ti mismo. Si tomas, aunque sea una sola bebida alcohólica cerca de la hora de acostarte, consumes medicamentos hipnóticos para dormir o te quedas despierto hasta la medianoche interactuando con algún tipo de pantalla, tu sueño se desregulará y se interrumpirá. Haz esto durante un

---

salud y acondicionamiento físico, además de mucho entretenimiento. Me encantan estos chicos y todo lo que enseñan.

[82] El Dr. Matthew Walker ha escrito numerosos artículos y creado varios videos sobre la ciencia del sueño. No tengo palabras para expresar cuán importante es esta investigación e información (¡y el solo dormir!) para tu bienestar.

corto período de tiempo y estarás eligiendo ser irritable, olvidadizo, errático, ansioso y sentirte fuera de juego. Haz esto a largo plazo y estarás eligiendo morir prematuramente. Montones de datos científicos me respaldan.

Lo más importante: *Procura dormir de 7 a 9 horas todos los días.* Organiza tu vida alrededor de un sueño adecuado. Hazlo una máxima, máxima, máxima prioridad. (A menos, claro, que tengas niños pequeños en casa. En ese caso, que la Fuerza te acompañe).

Nutrición

En cuanto a la nutrición, sé lo suficiente como para decir muy poco aquí.

En términos generales, no te equivocarás si consumes alimentos reales y sin procesar (integrales). Pero tampoco vas a morir de repente si consumes cantidades adecuadas de alimentos procesados. Come suficiente proteína para alimentar tu cuerpo, y obtén suficientes carbohidratos y grasas —sé que estas dos palabras provocan reacciones diferentes en distintas personas—. Si eres atleta, trabaja estrechamente con un entrenador para ajustar tus necesidades calóricas según tus objetivos específicos de entrenamiento y rendimiento. Si eres una persona común y corriente como yo, busca obtener la cantidad adecuada de macros (proteínas, carbohidratos, grasas) dentro del número correcto de calorías para tu cuerpo. Nuevamente, expertos como el Dr. Attia, el Dr. Norton, el Dr. Huberman y otros han sido recursos fundamentales para mí.

Una cosa que puedo compartir es que a veces sentirse ansioso tiene más que ver con dos bebidas energéticas y cinco tazas de café que con cualquier otra cosa. La cafeína y otros estimulantes pueden fácilmente acelerar nuestro cuerpo e imitar los síntomas de ansiedad. Mientras examinas tu propia salud y sanidad, considera hacer un ayuno de cafeína por 30 días. Si eres como yo, esto es como una tortura, especialmente durante las primeras dos semanas aproximadamente. Pero vale la pena descubrir, mediante la eliminación seguida de una reintroducción lenta, si tu cuerpo es sensible a los estimulantes.

Apoyo profesional

Y finalmente, es importante que busques el consejo de profesionales médicos con cierta regularidad. Hazte análisis de sangre periódicamente. Si quieres profundizar más, añade pruebas genéticas y otros exámenes médicos. Ve al dentista. Hazte revisar los lunares y la piel. Programa una colonoscopia tan pronto como tu médico lo permita. Conoce tu historial familiar. Toma responsabilidad de tu salud y asóciate con profesionales capacitados que fueron a la facultad de medicina o de odontología y que pasan más tiempo con sus pacientes que en sus redes sociales.

Para ti y para mí que solo intentamos diseñar y construir una vida sin ansiedad, necesitamos saber esto: Cuidar de nuestro único y precioso cuerpo con movimiento diario, buen sueño, una buena alimentación y contar con profesionales de confianza, es fundamental.

Cuidarnos a nosotros mismos es una elección.

BUSCANDO SEGURIDAD

Bajo el llamado a enfocarnos en elegir la salud completa está la única y unificadora piedra angular de una vida sin ansiedad: la seguridad.

En última instancia, todo lo que estamos haciendo aquí es crear un ecosistema o ambiente para nuestros cuerpos que sea seguro. Un ambiente que está anclado. Confiable. Estable. Conectado.

¿Qué significa esto en el mundo real?

Tal vez tengas que irte definitivamente cuando él te golpee.

Tal vez tengas que decirle que sus gastos descontrolados te aterrorizan.

Tal vez tengas que dejar de celebrar cumpleaños con tu papá hasta que él acepte dejar de perder los estribos cuando no se sale con la suya.

Tal vez tengas que renunciar a tu trabajo porque tu cuerpo te está diciendo que ya no puede soportar el desgaste del trabajo, el jefe autoritario o la industria despiadada.

Tal vez tengas que pedir un permiso de ausencia e ir a rehabilitación.

Tal vez tengas que mudarte durante 30 días hasta que ella acepte mantenerse sobria.

Tú mereces estar a salvo. Debes amarte a ti mismo y a tus hijos lo suficiente como para proteger tu seguridad.

Más allá de todos los temas que analizo en este libro, quiero que sepas que tu seguridad y bienestar son primordiales. Lo son todo. Si alguna vez te sientes ansioso y no sabes por dónde empezar, pregúntate: «¿Estoy seguro ahora mismo?»

Responde a esta pregunta con honestidad y te dará dirección. Ya sea hacia algo o lejos de algo. Esta pregunta iluminará tu camino, incluso en los momentos más oscuros.

REFLEXIONES FINALES

Antes de terminar este capítulo, hay algunas ideas importantes que quiero compartir contigo.

Primero, hay una diferencia entre elegir estar sanado (en tiempo pasado) y elegir la sanidad como una dirección de vida en el presente y hacia el futuro.

Lamentablemente, no puedes simplemente chasquear los dedos y quedar sanado. Me atrevería a sugerir que nunca estamos realmente «sanados» en tiempo pasado, como si nuestros cuerpos nunca más evocaran viejas historias, antiguos problemas de apego o inseguridades del pasado. Constantemente nos enfrentaremos a nuevos desafíos, respuestas a traumas antiguos y las luchas de la vida en el mundo actual. Y nuestro cerebro y cuerpo siempre buscarán protegernos, de cualquier manera, que sepan hacerlo.

Entonces, dejemos atrás el pensamiento de «una vez y listo».

Nunca tendrás una sesión de ejercicio tan exitosa que puedas tomarte el mes siguiente libre sin hacer ejercicio.

Nunca consumirás una comida tan saludable que puedas darte el lujo de comer sin límite malvaviscos cubiertos de caramelo durante las siguientes dos semanas sin sufrir las consecuencias.

Nunca estarás tan completamente libre de tu pasado que no te encuentres, ocasionalmente y sin razón aparente, triste o llorando. O que de repente te invada el agotamiento, sientas un dolor de cabeza o te asalte el enojo.

A veces es necesario quedarse despierto hasta muy tarde. O vale completamente la pena el precio que pagarás durante los próximos días. Y a veces, simplemente despiertas de repente y permaneces despierto toda la noche después de haber dormido solo un par de horas.

Así es la vida.

Así que la perfección no es la meta aquí.

La constancia lo es.

La valentía lo es.

La disciplina lo es.

Crear un plan en conjunto con expertos, amigos y familiares y luego apegarse a él es.

Esto se trata de una transformación de vida a largo plazo. Continuarás tomando medidas, desafiando tus pensamientos y buscando sanidad y salud todos los días sin excepción. Por el resto de tu vida.

Sé que suena abrumador. Estoy viviendo esto contigo. Lo sé.

Pero te prometo que vale la pena.

Te prometo que lo vales.

Y te prometo que tú y tu cuerpo pueden manejarlo. Especialmente si solo sigues dando el siguiente paso que tienes frente a ti. Simplemente sigue avanzando.

En segundo lugar, he omitido mucho material una aquí. Hay mucho más en la historia de la salud completa. Para lectura adicional, quiero dirigirte a mi primer libro, *Own Your Past, Change Your Future*, que es una extensa discusión sobre el trauma, las historias que te contaron, las historias en las que naciste y cómo sanar tu pasado para crear un futuro completamente nuevo. Además, he incluido varios libros que me enseñaron, inspiraron y transformaron mi pensamiento y acciones en torno a la sanidad del trauma, los desafíos de salud mental y el cambio de vida en general. Revisa algunos de los libros y autores de esa lista. Mi esperanza es que te ayuden a cambiar tu vida como me ayudaron a cambiar la mía.

¡YA FALTA POCO!

Así que ahora tenemos una decisión más que tomar.

Estás trabajando para crear una vida sin ansiedad. Estás estableciendo un entorno donde tus sistemas de alarma no están siempre intentando llamar tu atención. Estás eligiendo la libertad, te estás adueñando de la realidad, tienes amigos y redes de apoyo, te estás volviendo consciente de tus pensamientos y de las respuestas de tu cuerpo. También has decidido priorizar la salud, la sanidad y la seguridad. Ya casi lo logras.

Para crear y vivir verdaderamente una vida sin ansiedad, tendremos que voltear y enfrentar directamente al soplete cultural más seductor, adictivo y poderoso que está quemando a tantos de nosotros desde adentro hacia afuera.

Lo veremos a continuación, en el capítulo 9.

ELIGE LA SALUD COMPLETA

Resumen del capítulo y próximos pasos

Resumen:

- Tu salud física puede estar contribuyendo a sentimientos de ansiedad y estrés crónico. Ciertas condiciones físicas pueden activar las alarmas de ansiedad de tu cuerpo.
- Tu salud mental y emocional juega un papel clave en los sentimientos de ansiedad y sobreestimulación.
- Si tienes traumas del pasado o estás lidiando con una enfermedad mental, tu cuerpo seguirá activando las alarmas de peligro y desconexión.
- Sanar de los traumas pasados, el dolor físico y el dolor relacional lleva tiempo. A menudo, toda una vida.

Cosas que hacer:

- Haz algún tipo de movimiento o ejercicio absolutamente todos los días.
- Duerme de 7 a 9 horas cada noche.
- Considera reducir drásticamente tu consumo de alcohol.
- Ve a ver a un doctor y hazte los análisis de sangre adecuados.
- Programa una cita con tu dentista.
- Si tienes trauma, desafíos en tus relaciones u otros desafíos de salud emocional, busca a un consejero.
- Comprométete a hacer lo que sea necesario para recuperarte. Incluso si esto significa ponerte en una posición segura para dejar tu trabajo, ir a rehabilitación o ingresar a un centro de tratamiento con internación. Haz de tu recuperación una prioridad absoluta.

Pregúntate:

- ¿Estoy incluyendo ejercicio o actividad física cada día?
- ¿Cómo está mi salud emocional? ¿Cómo está mi salud relacional?
- ¿Tengo los recursos necesarios (médico, dentista, consejero, pastor) para recuperarme?

- ¿Tengo recursos financieros, seguro médico u otro apoyo local para el cuidado que necesito? ¿Cómo puedo obtener estos recursos adicionales?
- ¿Estoy comprometido a sanarme, incluso si eso significa alejar de mi vida a personas, comportamientos o ambientes inseguros, abusivos o tóxicos? ¿Me amo lo suficiente como para hacer lo que sea necesario para estar bien? ¿Por qué sí o por qué no?

LAS 6 DECISIONES DIARIAS

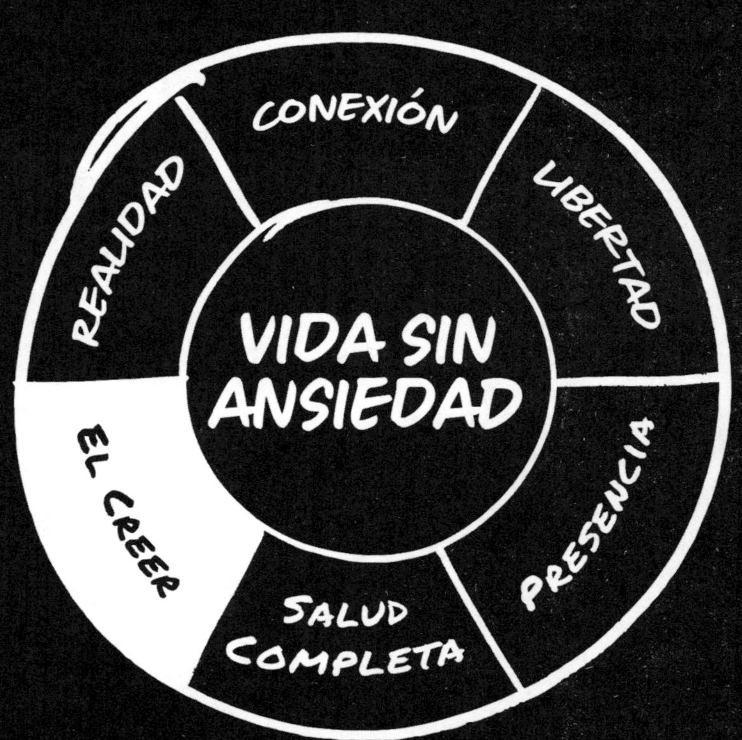

CAPÍTULO 9

ELIGE EL CREER

Una vez al año, mis colegas y yo vamos a la casa del lago de nuestro amigo y jefe para un tiempo de retiro, planificación y convivencia. Este año, antes de reunirnos, el líder de nuestro equipo envió un correo electrónico invitándonos a participar en una actividad centrada en mi miedo más paralizante.

Antes de contarte mi miedo, necesitas entender esto: solía sumergirme en pantanos y zanjas para atrapar serpientes, las vendía a una tienda de mascotas como trabajo de medio tiempo durante la preparatoria. He tenido aventuras con caimanes en la naturaleza, he atrapado tiburones mientras pescaba con agua hasta la cintura y he entrenado con equipos SWAT y luchadores profesionales de MMA. Profesionalmente, he intervenido en disputas domésticas, he estado en situaciones con tiradores activos y he hablado ante audiencias de miles de personas y audiencias radiofónicas de millones de oyentes. Incluso he hablado con mis dos hijos sobre sexo.

Mi punto es este: casi nada me da miedo. Muy poco, de hecho. Pero estoy aterrorizado, hasta los huesos, de las alturas.

No me gusta subir a las escaleras, cambiar bombillas ni estar a una altura de más de un metro ochenta. Intento ni siquiera mirar por la barandilla del segundo piso en casa de mi amigo. No subo a los techos, y definitivamente no me gusta sentarme en un puesto de caza en un árbol durante la temporada de tiro con arco.

Odio. Las. Alturas.

Y entonces nuestro líder de equipo nos invitó a hacer paracaidismo.

Tan solo leer su invitación por email me dio sudores fríos. El paracaidismo es una locura total. Una completa locura. Yo nunca lo haría.

Recuerdo cuando estaba sentado en mi escritorio en casa, con el corazón acelerado, tecleando tímidamente dos palabras:

Me apunto.

Me sentía dividido entre dos de mis valores fundamentales: Siempre enfrentar mis miedos en vez de huir de ellos, y NO MORIR POR UNA CAÍDA.

Elegí enfrentar mis miedos.

No dormí bien en los días previos al salto. Oré activamente para que hubiera tornados, lluvias torrenciales o alguna falla mecánica del avión antes del despegue. El día del salto, tuve un solo pensamiento durante todo el tiempo que estuve poniéndome el equipo, ajustándome las gafas y apretando las correas: *¿Qué estás haciendo? ¿QUÉ ESTÁS HACIENDO?*

Todos abordamos el viejo, lento y metálico avión cisterna. Estaba sellado con cinta adhesiva por dentro.[83] En serio. Lentamente fuimos ascendiendo hasta los 14,000 pies, y el musculoso exmilitar de élite que dirigía mi salto en tándem nos aseguró juntos con un clic firme. Él estaba completamente tranquilo. Yo no. Agradecía estar anclado a él.

Cuando fue nuestro turno, avanzamos cojeando torpemente hacia la puerta de carga abierta del avión y esperamos el conteo.

Y entonces,

Saltamos.

Caí. Rápido.

Después de alcanzar rápidamente la velocidad terminal, el mundo, el viento y el universo parecieron nivelarse. Todo se ralentizó. Fue uno de los momentos más trascendentes y espirituales de mi vida. Nunca olvidaré contemplar el horizonte y darme cuenta de lo pequeño e insignificante que era. Cuán minúsculo era. Cuán dependiente era del cuidado y la preocupación de otra persona. Cuán libre era. Anclado a los profesionales que empacaron el paracaídas y al experto veterano que me guiaba en el descenso, simplemente me

---

[83] No es una exageración. Odio cuando la gente dice «literalmente», pero el avión *literalmente* tenía partes por dentro sujetas con cinta adhesiva.

entregué a una realidad más grande que mis miedos y mi intento de controlarlos.

Esta renuncia al control imaginario es el creer.

Creer es soltar el control.

EL CREER Y LA VIDA SIN ANSIEDAD

Para crear verdaderamente una vida sin ansiedad, tienes que *elegir el creer*. Reconozco que aquí es donde podría perder a muchos de ustedes, pero por favor quédate conmigo. Si no logro convencerte, puedes descartar mi perspectiva y seguir adelante. Pero mi esperanza es ofrecerte una puerta final hacia la vida sin ansiedad, el fundamento al que toda tu vida está anclada.

Elegir el creer consta de dos partes: soltar el control y anclarse a la fuente. Soltar el control es bastante auto explicativo. Debes liberar la idea de que eres dueño de tus seres queridos, de que debes dominar la vida de tus hijos, empleados, clientes o amigos, o de que necesitas opinar sobre todos los asuntos del mundo. Al mismo tiempo, tienes que creer que estás anclado a algo más grande que tú. Algo que opera dentro de ti, a través de ti y más allá de ti. Algo que existía antes de ti y que seguirá existiendo después de ti.

Soltar el control y anclarse no pueden funcionar el uno sin el otro. Si sueltas el control sin anclarte a la fuente, te pierdes en el viento. Te dejas llevar por sentimientos y divagaciones políticas y poéticas. Si intentas anclarte a la fuente, pero no sueltas el control, te conviertes en parte de una larga tradición de locura religiosa, política o ideológica destructiva.

Debes elegir ambos.

Esto es creencia.

En los capítulos anteriores, hemos hablado de cosas que necesitas hacer. Acciones como elegir la libertad, elegir la realidad, elegir la conexión y elegir la salud completa. También dedicamos un capítulo entero a explorar una nueva manera de ser: consciente, atento, curioso e intencionalmente receptivo.

En este capítulo, profundizaremos en lo que podría sonar como divagaciones psico-teológicas populares.

Te aseguro que no lo es.

De hecho, es una de las verdades más profundas entretejidas en el tejido de la existencia. Una vida sin ansiedad se trata de vulnerabilidad y rendición en el sentido más cósmico.

Te estás anclando a algo más grande y saltando del avión. Como lo describe Mo Gawdat, ex director ejecutivo de Google X y autor de superventas: «Nuestro universo es demasiado complejo para predecirlo. Rendirse a un diseño que está más allá de nuestra capacidad de comprensión es liberador. Esa libertad es gozo».[84]

La mayoría de nosotros, sin embargo, intentamos lograr una vida sin ansiedad tratando de controlar cada variable en nuestro entorno. Desafortunadamente para muchos de

---

[84] Mo Gawdat, *Solve for Happy: Engineer Your Path to Joy* (New York: Gallery Books, 2018), p. 330.

nosotros, la sabiduría cultural predominante es tan directa como errónea. Se nos dice: «El control es la clave. Mantener un agarre firme en el volante es la única manera de mantener todo y a todos en su lugar».

Muchos de los constructos psicológicos de nuestra sociedad apuntan hacia la autorrealización, hacia ese momento predominante cuando finalmente seremos el centro de nuestro propio universo. Esto nos lleva a una sola e inevitable conclusión: Solo puedes confiar y anclarte a una cosa.

A ti mismo.

Sin embargo, a medida que todos nos hemos vuelto más y más autorrealizados, nos enfrentamos a una verdad desconcertante: el yo no puede cargar con el universo.

Y nos estamos desmoronando bajo el peso. El centro no se sostiene.

UNA BREVE HISTORIA SOBRE EL DESMORONAMIENTO DE LA CREENCIA

A lo largo de la historia humana, las personas han sido guiadas por su tribu, su entorno y sus dioses. Comían lo que estaba disponible para ellos en los límites del desierto, junto al mar o en las llanuras del interior. O eran nómadas, moviéndose con las fuentes de alimento y las estaciones. Se emparejaban, se casaban y creaban legados familiares con aquellos que estaban a su alcance geográfico. Dependían de un poder superior, un dios o una serie de dioses, para enviar la lluvia, secar la tierra, hacer crecer los cultivos, proporcionar alimento, encontrar una pareja y calmar las tormentas.

Pero en los últimos varios cientos de años, hemos tomado estos trabajos de los dioses y comenzado a resolver estos problemas por nosotros mismos. Tenemos millones y millones de oportunidades para citas y emparejamiento, solo deslizamos el dedo a la derecha o a la izquierda. Tenemos aguacates enviados desde México, pescado enviado desde Japón, granos enviados desde Nebraska y Ucrania, y café enviado desde Guatemala. Estos productos perecederos son entregados por barcos fabricados en China y propulsados por petróleo extraído del suelo en el oeste de Texas y el Medio Oriente. Comprendemos los patrones climáticos y, con la ayuda de la IA y el aprendizaje automático, estamos mejorando nuestra capacidad para predecir el clima, lo que permite que cada vez más de nosotros escapemos o sobrevivamos a los incendios, inundaciones y vientos destructivos que diezmaron civilizaciones enteras en siglos anteriores.

Y ahora podemos movernos. De costa a costa. Internacionalmente. Si no me gusta mi renta en Nueva York, puedo mudarme a Kansas. Si no me gusta Kansas, puedo mudarme a Houston. Si no me siento bien en el desierto, me mudaré cerca del océano. Y sí, sé que estoy simplificando cosas como los recursos financieros, las conexiones familiares y los costos de mudarse. A escala global, miles de millones de personas están atrapadas, hambrientas y buscando seguridad. Pero es probable que, si tienes este libro en tus manos, tengas opciones.

Este es mi punto: cultural y tecnológicamente hablando, hemos resuelto muchos de los problemas angustiantes que han atormentado a la humanidad desde el principio de los tiempos.

Los logros son verdaderamente asombrosos. Hemos creado posibilidades para miles de millones de vidas.

Y, comprensiblemente, nos hemos vuelto muy arrogantes.

Estamos planeando más viajes a la luna.[85] Vacunas contra el cáncer. Autos voladores. Sistemas de misiles guiados por láser, aprendizaje automático y cultivos hidropónicos a gran escala en interiores.

Y entonces aparece algo como el COVID.

O papá sufre un derrame cerebral.

O tu vecina se cae y se rompe la cadera.

Un minuto, papá está contando chistes por teléfono, y al siguiente, tú y tu hermano están tomando decisiones sobre el final de su vida.

Ayer tú y tu vecina estaban planeando un jardín comunitario. Hoy, la estás visitando en una residencia asistida.

Hemos logrado avances increíbles. Y muchos más están en camino. Pero a medida que reforzamos el control sobre nuestras vidas, todos estamos despertando a una única y aterradora verdad: controlamos muy poco del mundo que nos rodea.

---

[85] Soy un creyente. Llegamos a la luna. Y la Tierra es redonda. Y he visto a Pie Grande… aunque en realidad solo era un amigo muy peludo que tuve en la universidad.

Y mientras eludimos la rueda de las seis decisiones diarias, nuestro cuerpo lleva la cuenta.

A NIVEL PERSONAL

A pesar de nuestra jactancia, de nuestra interminable búsqueda de poder, logros y más, sabemos que esto es verdad. Recibimos un recordatorio de ello todos los días.

- Cuando el médico te lleva a ti y a un consejero de crisis a una pequeña sala y pronuncia esas palabras desgarradoras: «Ya no hay nada más que podamos hacer». Y así, sin más, él se ha ido.
- cuando tu pequeña hija te despierta en medio de la noche con un dolor de cabeza devastador y, después de varias visitas médicas, alguien pronuncia la palabra cáncer.
- cuando tu esposa, después de 18 años de matrimonio, conoce a un tipo en el trabajo que la hace reír muchísimo. Y es inteligente y es algo atractivo. Y sin previo aviso, ella deja de regresar a casa.

No controlamos mucho. Y cuanto más nos aferramos, más fuerte nuestro cuerpo hace sonar las alarmas.

Podemos mitigar riesgos todo lo que queramos, maximizar nuestra ingesta de proteínas, contar nuestros pasos e ir a estudios de posgrado. Podemos ser diligentes con las citas semanales en pareja, construir búnkeres subterráneos e instalar paneles solares en el granero. Muchas de estas cosas son excelentes, tener buena salud, relaciones extraordinarias y la ausencia de dolor profundo hace que nuestro breve viaje en este planeta sea mucho más placentero. Pero incluso cuando intentamos marcar cada punto de la lista, todos sabemos cómo termina este viaje. Ninguno de nosotros sale vivo de él.

Una noche mientras estaba en lo más profundo de mi ansiedad, mi esposa y yo leíamos libros en la cama. Tuve una epifanía y, como un tonto, la compartí de inmediato en lugar de dejarla pasar.[86]

Bajé mi libro y la miré directamente a los ojos. —¿Sabes? La vida es lo peor... El mejor escenario posible es que yo tenga 95 años y tú 94, y sea la víspera de Año Nuevo. Esperamos a que el reloj marque la medianoche, nos damos un largo y apasionado beso, y luego ambos caemos muertos, y Hank [nuestro hijo, que tenía dos años en ese momento] tiene que lidiar con nuestros cuerpos.

—Este es el mejor de los casos —añadí—, y cualquier otro escenario es solo un final más terrible para nuestra inevitable salida del planeta.

Claramente, no me encontraba bien. A mi esposa no le hizo ninguna gracia ni le impresionó, y tanto mi momento como mi forma de decirlo fueron terribles.

Pero yo tenía razón.

---

[86] Este es un error común entre recién casados. Una buena regla general sería: (a) Tener un pensamiento. (b) Empezar a compartirlo con tu nueva, amable e inocente esposa. (c) No lo hagas.

Un día nuestras vidas simplemente terminan. Quizás podamos prolongar la vida y hacer que el viaje sea más cómodo. Pero al final, no podemos controlar ni el principio ni el final.

ANSIEDAD ANTE LA MUERTE

Y así nos quedamos tratando de descubrir cómo vivir, sabiendo que este viaje incluye un boleto de ida sin regreso. El reconocido psiquiatra a nivel mundial, autor de bestsellers y psicólogo existencial, Dr. Irvin Yalom, escribió frecuentemente sobre el concepto de «ansiedad ante la muerte». La idea central de la ansiedad ante la muerte es que las personas están atormentadas por la comprensión de que morirán. En su libro *Staring at the Sun*, Yalom escribe: «No es fácil vivir cada momento plenamente consciente de la muerte. Es como intentar mirar directamente al sol: solo puedes soportarlo hasta cierto punto».[87]

La idea de la ansiedad ante la muerte, donde nos distanciamos para obtener una visión panorámica de nuestras pequeñas vidas agitadas y caóticas como forma de insensibilizarnos ante nuestro inevitable fin, ha cautivado a eruditos religiosos, filósofos y profesionales de la salud durante siglos. Nuestras interminables búsquedas de más (más poder, más

---

[87] Irvin D. Yalom, *Staring at the Sun: Overcoming the Terror of Death* (San Francisco: Jossey-Bass, 2009), p. 5.

dinero, más prestigio, más «tener la razón») son solo formas de mantenernos ocupados para evitar lo que viene después.

Nuestros negocios, nuestras religiones y nuestros árboles genealógicos son muros de sacos de arena que hemos levantado para intentar retrasar lo inevitable. Incluso llegamos al punto, dicen, de personificar el universo. Inventamos deidades y dioses que escuchan nuestros pensamientos y juzgan nuestras acciones, creamos elaboradas vidas después de la muerte y, con la energía que nos queda, buscamos trofeos, reconocimientos y metas. Y toda esta furiosa actividad se emprende por una simple razón: para ayudar a atenuar nuestros cerebros aterrorizados y ansiosos, que siempre están tratando de recordarnos suavemente: Memento Mori. Recuerda que morirás.

Para ser completamente transparente... soy un cristiano practicante que cree en Dios. También comprendo de todo corazón el argumento de la psicología existencial. Tiene sentido desde el punto de vista lógico e incluso empírico.

Tenemos a la lógica y al pensamiento empírico que agradecer por el estado actual de las cosas. Y debido a que hemos considerado y logrado tantas cosas, y las religiones tienen (hay que admitirlo) un historial cuestionable, simplemente hemos tirado al niño junto con el agua sucia. En la historia mundial más reciente, hemos desechado la creencia en un poder superior para adorar y creer en la lógica, el razonamiento y el método científico. Adoramos los titulares, el sarcasmo y los argumentos unilaterales. Hemos encontrado gran éxito al aferrarnos cada vez más al volante, extrayendo datos, eficiencias y un control ilusorio sobre tantas cosas.

Pero ¿y si hay más?

Considera esto sin presiones por un momento: ¿Y si realmente existiera un poder superior? ¿Y si la fuente fuera real?

Como sugiere el reconocido abogado Mark Lanier, la medida de un galón y la medida de una yarda no se oponen entre sí. Ambas son medidas válidas. Pero un galón no es la mejor manera de determinar el tamaño de un campo de fútbol, y una yarda no es la mejor forma de medir líquidos. De manera similar, creer en un poder superior no socava ni anula la ciencia, los estudios revisados por pares o la investigación. Me gusta ver estos sistemas como nuevos caminos hacia la misma fuente de poder. El arco de la ciencia conduce a la creencia. Y creer nos devuelve al descubrimiento y la innovación.

Sí, existen innumerables estudios revisados por pares, incluidos metaanálisis, que sugieren que creer en un poder superior ayuda a reducir la ansiedad y el suicidio, y fortalece otros apoyos para la salud mental y física.[88] Y hay innumerables explicaciones sobre la naturaleza correlativa y no causal

---

[88] Halal Poorolajal, Mahmoud Goudarzi, Fatemeh Gohari-Ensaf, y Nahid Darvishi, «Relationship of Religion with Suicidal Ideation, Suicide Plan, Suicide Attempt, and Suicide Death: A Meta-analysis», Revista de Investigación en Ciencias de la Salud (JRHS), Invierno de 2022, https://www.ncbi.nlm.nih.gov/pmc/articles/PMC9315464/.

de estos estudios. (También estoy seguro de que existen otros estudios que sugieren que creer en un poder superior hace que las personas se sientan más ansiosas). Pero no voy a intentar medir la altura de mi habitación en galones. Estas dos posiciones arraigadas simplemente no están en oposición entre sí a menos que una persona intente aferrarse demasiado a alguna de ellas.

Así que, al enfrentar la ansiedad ante la muerte, no debemos hacernos preguntas de verdadero o falso. Debemos mirar hacia el centro. Debemos mirar directamente al sol bajo el cual hemos vivido nuestras vidas, planificado nuestros futuros y construido nuestras familias, nuestras naciones y nuestras creencias.

Nos inclinamos ante lo que ponemos en el centro.

Esto es adoración.

Y todos adoran.

ADORACIÓN

En su ahora inmortalizado discurso de graduación de 2005 en Kenyon College, el filósofo David Foster Wallace, quien es posiblemente el mejor escritor de su generación, presentó una poderosa obra titulada «This Is Water». En uno de los momentos más emblemáticos del discurso, Wallace declara:

> «Aquí hay algo más que es extraño pero cierto: en las trincheras cotidianas de la vida adulta, en realidad no existe tal cosa como el ateísmo. No existe eso de no

adorar. Todos adoramos. La única elección que tenemos es qué adorar. Y la razón convincente para tal vez elegir algún tipo de dios o algo espiritual para adorar, ya sea Jesucristo o Alá, ya sea YHWH o la Diosa Madre Wicca, o las Cuatro Nobles Verdades, o algún conjunto inviolable de principios éticos, es que prácticamente cualquier otra cosa que adores te devorará vivo. Si adoras el dinero y las cosas, si ahí es donde encuentras el verdadero significado en la vida, entonces nunca tendrás suficiente, nunca sentirás que tienes suficiente... Adora tu cuerpo, la belleza y el atractivo sexual, y siempre te sentirás feo. Y cuando el tiempo y la edad comiencen a notarse, morirás mil muertes antes de que finalmente mueras de verdad... Adora el poder, y terminarás sintiéndote débil y temeroso, y necesitarás cada vez más poder sobre otros para anestesiarte ante tu propio miedo. Adora tu intelecto, ser visto como inteligente, y terminarás sintiéndote estúpido, un fraude, siempre al borde de ser descubierto. Pero lo insidioso de estas formas de adoración es... que son inconscientes. Son configuraciones predeterminadas».[89]

---

[89] Sé que esta es una cita larga, gracias por aguantar hasta el final. Sentí que no podía justificar parafrasear algo tan bien escrito. Todo el discurso de Wallace es una obra maestra y vale la pena invertir tiempo y reflexión en él. David Foster Wallace, «This Is Water», discurso de graduación en Kenyon College (21 de mayo de 2005), https://fs.blog/david-foster-wallace-this-is-water/.

Cuando pensamos en la palabra *adoración*, generalmente pensamos en servicios de iglesia o ceremonias religiosas. Pero como sugiere Wallace, hemos entrado en una época de la historia donde tenemos el lujo de no inclinarnos ante el Gran Desconocido, suplicando por misericordia, agua y comida. Nos adoramos a nosotros mismos.

- Ya no tenemos que inclinarnos, ni esperar, ni orar. Simplemente llamamos a Amazon Prime.
- Adoramos el trabajo.
- Adoramos nuestros cuerpos.
- Adoramos la superación personal.
- Adoramos los indicadores empresariales y los datos.
- Adoramos nuestra inteligencia, nuestros zapatos, nuestros cortes de pelo, nuestro patrimonio.
- Adoramos nuestros títulos, nuestros alimentos orgánicos, nuestros seguidores de Instagram, cuánto levantamos en el gimnasio y cuántos hijos tenemos o no.
- Adoramos nuestros libros de reglas y nuestras religiones.
- Adoramos a nuestros hijos.
- Adoramos a nuestras mascotas. Nuestra libertad. Nuestra cultura. Nuestra nacionalidad. Nuestros logros.

En resumen, adoramos lo que creemos que nos salvará.

Observa que casi todo en la lista anterior se basa en la palabra «nuestro». Nuestro mundo gira completamente en torno a nosotros. En una cultura construida sobre la autorrealización, inevitablemente, terminamos adorándonos a nosotros mismos.

A nivel global, nos estamos dando cuenta de que no estamos a la altura de la tarea. El universo no gira alrededor de nosotros. No somos lo suficientemente fuertes para sostenerlo todo. La ilusión se está deshaciendo por las costuras.

Una vez, mi amigo SJ y yo estábamos examinando las secuelas de un incendio que había devastado su rancho. Yo había estado hablando sin parar sobre el clima, la ciencia y las consecuencias. Pero mientras permanecíamos allí en un silencio consternado, él dijo en voz baja: «No creo que haya existido jamás, en la historia del mundo, una sociedad agraria o cazadora-recolectora atea».

El ateísmo es un privilegio moderno.[90] Un privilegio que no nace de intelectuales y científicos superiores, sino de no tener que salir de una tienda de campaña durante una sequía y caer de rodillas, suplicando a alguna entidad sin rostro en los cielos: «Por favor, envía lluvia o mi familia morirá».

Un privilegio que nace de poder ajustar el termostato cuando la temperatura se pone demasiado alta o demasiado baja. O de que tu compañía de seguros conteste el teléfono después de que un tornado haya destrozado tu hogar.

Como dice Wallace, todos adoramos.

---

[90] Por supuesto, sé que hubo muchos escritores y pensadores de la antigüedad que se burlaron y se rieron de los dioses. Aquí me refiero a amplios sectores de la civilización.

LA BÚSQUEDA DEL ANCLA

Actualmente, más personas toman medicamentos para la ansiedad que nunca antes en la historia del mundo.

Actualmente, hay más personas recibiendo consejería profesional que nunca antes en la historia del mundo.

Existe más lujo y riqueza ahora mismo, y está disponible para más personas, que nunca antes en la historia del mundo.

Y los niveles de ansiedad están en territorio inexplorado.[91]

Estamos más ansiosos que nunca. Entra por la izquierda: el ancla, el Poder Superior.

Como mencioné anteriormente, y para ser completamente transparente, soy cristiano. Creo en Jesús y sigo sus enseñanzas. Mi fe en Dios guía mi vida. También he pasado más de una década en el ámbito de la educación superior basada en la fe, trabajando con miles de estudiantes, aprendiendo de algunos de los teólogos más reconocidos del mundo y participando en iglesias locales en diferentes niveles. Existen miles de variantes de la fe cristiana, y millones de personas alrededor del mundo tienen creencias cristianas que difieren de las mías. Todos leemos la misma Biblia, pero nos habla de manera diferente. Si soy completamente honesto, soy un cristiano algo peculiar, a menudo en desacuerdo con muchos en mi comunidad, pero manteniendo mi compromiso con los principios básicos fundamentales, tanto tangibles como místicos.

---

[91] Al menos según lo que tenemos registrado.

Miles de millones de personas alrededor del mundo tienen otras estructuras de creencias y religiosas. Los hindúes, musulmanes, deístas y otros creen en algo más grande que ellos mismos. Incluso yo argumentaría, y estoy totalmente dispuesto a que me demuestren lo contrario, que el budismo, aunque no es una religión teísta, está dedicado a lo eterno colectivo. Algo infinito y continuo.

Tengo amistades de gran valor y estima con muchos ateos reflexivos que no creen en ningún tipo de deidad, pero que sí creen en el poder superior de la naturaleza, en los interminables ciclos de muerte y renacimiento, y en su propia incapacidad para, en última instancia, evitar su papel en este ciclo.

Así que déjame decirte esto claramente: no estoy tratando de convencerte de ninguna particularidad. Sé lo que creo, lo que mi familia cree, y estoy en paz.

No estoy defendiendo ninguna religión en particular. Ni una creencia específica. Ni la devoción a un dios con «d» minúscula o ni a un Dios con «D» mayúscula. El padre Richard Rohr dice: «Dios es siempre más grande que las cajas que construimos para Él, así que no deberíamos perder demasiado tiempo protegiendo esas cajas».[92]

Tampoco te estoy prescribiendo un conjunto de reglas, normativas o prácticas religiosas. La religión es el intento de las personas por descifrar las reglas para vivir bajo un conjunto compartido de valores y directrices. Siempre va a ser

---

[92] Richard Rohr, *Everything Belongs: The Gift of Contemplative Prayer* (New York: Crossroad, 2003), p. 24.

complicado. Siempre va a ser difícil. Sí, la creencia en un poder superior ha sido utilizada con fines políticos. Para control social. Para estructuras de poder, abusos y todo tipo de maldad. También ha sido fuente de un bien profundo y transformador.

La ciencia y la tecnología están en la misma situación. Si bien han mejorado radicalmente nuestras vidas para bien, la ciencia y la tecnología han sido utilizadas (y se están utilizando) con fines políticos, para el control social, la guerra y todo tipo de intrusiones personales. Como explica el comediante y escritor ganador del premio Emmy, Jon Stewart, la ciencia se ha vuelto muy buena resolviendo problemas —los problemas creados por la propia ciencia. Y la ciencia y la tecnología han mejorado radicalmente nuestras vidas para bien en muchos aspectos,

En resumen: si vamos a lanzar piedras, seamos coherentes respecto a dónde las estamos lanzando (específicamente, a quién o a qué). Más importante aún, estoy diciendo que, para crear verdaderamente una vida sin ansiedad, tienes que creer en una fuente trascendente y eterna. Algo más grande que tú. Tan pronto como aceptas profundamente lo pequeño e insignificante que realmente eres, lo breve que es tu vida y lo poco de poder, influencia y control que tienes... estás comenzando a conectarte con el ancla; lo divino que existe más allá de nosotros.

Y recuerda: Una vez que estás anclado, el creer no se trata de aferrarte con más fuerza. Se trata de soltar tu agarre.

Al final, tienes que soltarlo todo.

Tienes que saltar.

EL SARCASMO, EL PESIMISMO Y LA ILUSIÓN DE SABIDURÍA

Mi mentor, Randy Harris, es un monje, exprofesor de bioética y teología, y pastor. Una vez me dijo algo extraordinariamente profundo mientras comíamos enchiladas y tacos: «Vivimos en una época en la que el sarcasmo y el pesimismo a menudo se presentan como sabiduría, mientras que la alegría y el optimismo a menudo aparecen como locura».

Y fue entonces cuando me quedé sin palabras.

Sostener el universo requiere muchísimo trabajo. Después de un tiempo, nuestro agarre comienza a temblar. Nos enfermamos, nos ponemos ansiosos y nos agotamos. Y cuando nuestros brazos se debilitan bajo el peso del mundo, comenzamos a mirar a nuestros vecinos, quienes están tratando desesperadamente de sostener sus propios mundos.

Señalamos con el dedo. Hacemos comentarios mordaces y bromas sarcásticas. Exageramos y chismorreamos. Debatimos, gritamos y vociferamos. Somos escépticos con todos, incluyendo médicos, maestros, políticos, líderes religiosos y nuestros jefes.

Nos convertimos en agentes desatados del caos. Provocando incendios aquí, lanzando granadas allá. Señalamos sus defectos. Esperamos que ellos se adapten a nuestros problemas, desafíos, ofensas y ansiedades porque ya no soportamos la idea de más incomodidad.

El padre Rohr dice que tales personas «francamente, son muy difíciles de convivir con ellos. Cada uno de los límites de su ego debe ser defendido, negociado o venerado. Su reputación, sus necesidades, su nación, su seguridad, su religión, incluso su equipo deportivo. Se convencen a sí mismos de que estos límites son lo único de lo que deben preocuparse, porque constituyen la suma total de su identidad. Puedes saber si has puesto muchos de tus huevos en estas canastas frágiles si te sientes herido u ofendido con frecuencia. Es casi imposible herir a los santos... Las personas excéntricas [no centradas], sin embargo, son un desastre a punto de ocurrir. De hecho, crearán tragedias para sentirse vivos».[93]

Simplemente no se nos ocurre soltar los ladrillos y las cargas del mundo. Pero sí podemos. Así que intenta hacer precisamente eso.

Suelta todo.

El trauma.

La defensa.

Las exigencias airadas.

La determinación de tener siempre la razón.

Tenemos que volver a lo místico. A lo espiritual. Al misterio.

Por supuesto que habrá momentos, incluso temporadas, de ira justa, temor verdadero y agotamiento. Pero estos no pueden ser nuestra forma de vida. Tenemos que alejarnos de una vida de sarcasmo y pesimismo constantes y venenosos, y

---

[93] Rohr, *Everything Belongs,* p. 25.

comenzar a buscar a un Dios que ofrece verdad, libertad, paz y un gozo profundo y resonante.

Esta es la paradoja:

Eres digno de ser amado. Eres suficiente.
Siempre lo serás.
Y no puedes hacerlo por tu cuenta.

Por ti mismo, no tienes lo suficiente para llegar a la meta.

No eres, y nunca serás, lo suficientemente fuerte para realizarte por completo. Para convertirte en el centro del universo.

Sin embargo, puedes tomar tantas decisiones dentro y a lo largo de tu vida. Pero no eres el centro del universo. No puedes mantenerlo todo unido por ti mismo.

Es las dos cosas a la vez. Un delicado acto de equilibrio entre amarnos a nosotros mismos, sentirnos valiosos y participar en nuestros cambios y decisiones, mientras reconocemos que necesitamos conectarnos a una fuente de poder más grande que nosotros mismos.

No decimos que nuestros autos están descompuestos cuando se quedan sin gasolina. Necesitan que los llenen.

Nuestros iPhones no son inútiles cuando se quedan sin batería. Simplemente necesitan ser conectados a la corriente.

Nosotros también.

SOLTAR

No te equivoques, eres importante. No eres basura. Eres amado.

Pero el centro no puede sostenerse.

Y esto es algo en lo que descansar, en vez de andar intentando demostrar algo.

Eres finito. Todos somos finitos. Y si queremos finalmente liberarnos de la ansiedad, tenemos que echar anclas y soltar. Tenemos que creer en un poder superior, la forma suprema de conexión en la que nunca, jamás estamos solos.

No hay duda de que puedes reducir drásticamente la ansiedad al elegir la conexión, elegir la realidad, elegir la libertad, elegir estar presente y elegir la salud completa. Esto es irrefutable en todos los niveles de entendimiento y campos del conocimiento.

Pero si quieres llegar hasta el final para realmente vivir, construir y disfrutar los frutos de una vida sin ansiedad, tienes que rendirte. Debes elegir creer en algo más grande que tú mismo, anclándote profundamente en la roca firme e internalizando completamente que eres digno de amor simplemente porque has recibido el aliento de vida de la fuente, Dios, el creador del cosmos.

Esto no es solo rendición, esto es libertad.

Salta.

ELIGE EL CREER

Resumen del capítulo y próximos pasos

Resumen:

- Creer en Dios o en un ser superior es fundamental para una vida sin ansiedad.
- La idea de la autorrealización nos ha fallado. No podemos mantener unido el centro del universo con nuestras mentes, cuerpos e ideas finitas. Debemos anclarnos en una fuente más grande e infinita que nuestro propio y limitado entendimiento.
- La fe y la creencia no son variables para controlar. La fe y la creencia consisten en anclarse y soltar.
- Si bien la fe y las creencias son experiencias íntimas, son prácticas comunitarias.

Qué hacer:

- Encuentra una comunidad de fe local y deja tus prejuicios e ideas preconcebidas en la puerta. Sé curioso y asiste a los servicios durante 90 días.
- Comienza una práctica de oración y de escribir en un diario. Busca orientación de un consejero o guía espiritual, o de alguna fuente en internet.
- Escribe tus pensamientos sobre Dios o un poder superior. ¿Qué crees acerca de Dios? ¿Es Dios real? ¿Amoroso? ¿Un mito? ¿Omnipotente?

- Comienza a buscar maneras en las que puedes «soltar el control» en tu vida. Busca aquellos lugares donde te has aferrado al mundo, y conscientemente entrégalos a Dios o a tu poder superior.

Pregúntate:

- Mira tu calendario y tu presupuesto y pregúntate:
- ¿Qué adoro? ¿Mi auto? ¿Mi hogar? ¿Mi cuerpo? ¿La belleza? ¿A Dios? ¿Las noticias? ¿Las redes sociales?
- ¿Qué se lleva la parte del león de mi tiempo, atención y recursos?
- ¿Qué creo acerca de someterme a Dios o a un poder superior?
- ¿De qué maneras puedo mejorar mi relación con Dios o un poder superior, y en qué aspectos no estoy listo o no tengo la disposición para hacerlo todavía?

CAPÍTULO 10

EL CAMINO DIFÍCIL

En una ocasión conocí a una mujer llamada Alice. Ella estaba luchando con la decisión de terminar o no su matrimonio de casi dos décadas. Su esposo la había maltratado, le había sido infiel y continuaba tratándola con poco respeto por su seguridad, dignidad o valor. Su descripción de las cosas que él hacía y las cosas que le decía me llenó de indignación.

Ella merecía mucho más.

Pero Alice también podía vislumbrar lo que había al otro lado de dejar a su esposo: Terror constante. Inseguridad financiera, alimentaria y de vivienda. Sus hijos estaban en la universidad, y ella creía que su esposo dejaría de pagar sus matrículas. Alice no tenía adónde ir, nadie a quien acudir, y sin embargo no podía permanecer en un matrimonio que la estaba enterrando viva.

Como suelo hacer en conversaciones como esta, le pedí permiso para ser completamente honesto. Le dije a Alice que lo que iba a decirle no sería reconfortante ni realmente útil en el sentido inmediato. Pero le prometí que le diría la verdad.

Ella exhaló profundamente y dijo: —Por esto me acerqué a ti. Por la verdad.

Me detuve por un momento cargado de tensión.

—No tienes buenas opciones aquí, Alice. A pesar de lo que cualquiera te pueda decir, no hay un camino fácil por delante. Al final, tienes que tomar una de dos decisiones increíblemente difíciles: quedarte y seguir siendo sometida a la violencia, el menosprecio y la falta de respeto, o arriesgarte a mudarte a un refugio por un tiempo indefinido hasta que puedas conseguir un trabajo y dinero para tu propia vivienda, tu propio transporte y tu propia alimentación. Y tus hijos adultos tendrán que arreglárselas por sí mismos.

Ella comenzó a sollozar.

—Me preocupo por ti, Alice —dije con suavidad—, y no existe un camino hacia adelante sin dolor. Así que, en lugar de intentar maniobrar, evitar y bailar alrededor del dolor como lo has estado haciendo durante tanto tiempo, acepta que el baile ha terminado. Ahora puedes mirar hacia el camino que es correcto y que te deja con dignidad y respeto. ¿Cuál es ese camino para ti?

CUANDO LA INCOMODIDAD SE CONVIRTIÓ EN EL ENEMIGO

Hace aproximadamente un año, leí un libro profundo y que invita intensamente a la reflexión titulado *The Comfort Crisis* de Michael Easter. Leí el libro completo de una sola sentada e inmediatamente se lo pasé a mi hijo de 12 años para que lo leyera.

El libro detalla los peligros de nuestro mundo moderno y una verdad reveladora: nuestros cuerpos anhelan desafíos difíciles, aprendizaje, aburrimiento, factores de estrés y moverse bajo peso (cargar cosas pesadas). Easter dice: «Los humanos modernos pueden tener una necesidad insatisfecha de hacer lo que realmente es difícil para nosotros. Nuevas investigaciones muestran que la depresión, la ansiedad y la sensación de no pertenecer pueden estar vinculadas a no haber sido puestos a prueba».[94]

Por favor, no pases por alto lo verdaderamente revolucionario del descubrimiento de Easter: Nuestras mentes, cuerpos y almas anhelan el desafío. La dificultad y la incomodidad. La prueba y el fuego.

Esto lo cambia todo.

Como mencioné en el capítulo 9, en muchas partes del mundo hemos resuelto el problema del hambre. Hemos resuelto los problemas de vivienda,[95] de vestimenta, de refugio y de transporte. Ya no nos atacan tigres dientes de sable ni osos Kodiak, y nuestros enemigos ya no invaden regularmente

---

[94] Michael Easter, *The Comfort Crisis: Embrace Discomfort to Reclaim Your Wild, Happy, Healthy Self* (New York: Rodale Bocks, 2021), p. 40.

[95] Aunque, con los precios de la vivienda en mi ciudad natal, Nashville, eso podría ser totalmente cierto.

nuestros hogares y comunidades. Millones de nosotros trabajamos sentados, mirando una pantalla, y tenemos casas, automóviles y oficinas con clima controlado. Hace poco me senté dentro de un tractor agrícola gigante equipado con aire acondicionado, sistema GPS y control de velocidad.

Un tractor.

Hemos facilitado los aspectos físicos de nuestras vidas y trasladado el estrés de nuestros cuerpos a nuestras mentes. Y esto también está cambiando rápidamente. Con la invención de bibliotecas digitales, la IA, calculadoras, aplicaciones informáticas y la explosión de diminutas y potentes computadoras de bolsillo disfrazadas de teléfonos, estamos perdiendo rápidamente la necesidad (y, por lo tanto, la capacidad) de pensar profundamente, de recordar y de realizar tareas mentales complejas.

Le preguntamos a Alexa. Simplemente lo buscamos en Google. Lo escribimos en cualquier versión de ChatGPT que haya salido esta semana. Usamos la aplicación de mapas en nuestro teléfono. Pedimos un Uber en lugar de caminar o andar en bicicleta. Hacemos que nos traigan comestibles y sándwiches preparados a nuestras puertas con solo pulsar un botón.

De la noche a la mañana, hicimos que la vida fuera fácil. Demasiado, demasiado fácil.

Y nuestros cuerpos se están derritiendo debajo de nosotros.

Por otro lado, hay millones de personas que están llevando a la ruina sus propias vidas, sus familias y su legado.

Ahora que todo está disponible al instante, nos encontramos con más tiempo libre y menos amenazas que nunca. Y en lugar de usar ese tiempo para crecer en lo relacional, lo físico, lo espiritual o lo emocional, ahora trabajamos más que nunca.

Revisamos nuestro correo electrónico apenas abrimos los ojos en la mañana. Trabajamos durante la hora del almuerzo. Ni siquiera nos acercamos a usar todos los días de vacaciones que nos corresponden. Trabajamos en casa, después de la cena, hasta entrada la noche. Y revisamos nuestros teléfonos antes de quedarnos dormidos.

Como dice mi amigo Ian Simkins: «Si el estar ocupado es tu droga, el descanso se sentirá como estrés».

¡Ay!

Estamos excesivamente higienizados, sobreinformados, sobreestimulados y sin suficiente descanso. Hemos intentado eliminar toda incomodidad, dolor y fealdad, y nos hemos encontrado enfermos, menos móviles, sin resiliencia, fácilmente ofendidos, adictos, muriendo de enfermedades de la desesperanza. Nuestros cuerpos son un manojo de ansiedad, ligeros por la falta de verdaderos desafíos y simultáneamente agobiados bajo «estresores crónicos fabricados, competir con los vecinos, dramas laborales, facturas, chismes, ese tipo de cosas… Ahora estamos… acabándonos a nosotros mismos. Por las historias que nos contamos sobre lo que necesitamos lograr, cuándo, por qué y en relación con quién.[96]

[96] Easter, *The Comfort Crisis,* p. 153.

Llegamos al infierno con buenas intenciones, pero nos va a tomar un trabajo duro e incómodo escalar nuestro camino de vuelta.

DOS PROPÓSITOS

Hemos hablado de las seis decisiones diarias para construir una vida sin ansiedad. Piensa en elegir el camino difícil como la rueda que mantiene unidos los seis rayos. La pieza final en la vida sin ansiedad es la decisión de incorporar, intencionalmente y siempre que sea posible, cosas difíciles en tu vida.

A propósito.

A veces las cosas difíciles incluyen hacer ejercicio, ir a terapia, subir las escaleras, mudarse al otro lado del país y otras aventuras. Otras veces el camino difícil incluye decir que no, descansar y restaurarse, buscar la soledad, pedir perdón, perdonar a otros, volver a la iglesia, cambiar de opinión y aprender algo nuevo.

Elegir el camino difícil cumple dos propósitos poderosos:

Primero, te proporciona logros diarios y confianza. No una confianza superficial, de «¡Tú puedes, chica!» o «Solo se vive una vez». Este tipo de confianza es una farsa. Es un residuo del fracasado movimiento de autoestima de los 80 y 90. Deja a las personas llenas de retórica y «¡Bien hecho!», pero sin experiencia real en estabilizar sus mentes, espíritus y cuerpos.

Elegir el camino difícil desarrolla nuevas conexiones neuronales, fortalece los músculos y la determinación, y demuestra a tu mente, cuerpo y espíritu, sin lugar a dudas, que SÍ, TÚ PUEDES.

En segundo lugar, toda una vida eligiendo tomar el camino difícil te prepara para momentos como los que Alice estaba enfrentando. Momentos en los que solo hay caminos oscuros y dolorosos por delante.

- Cuando descubres que tu enfermedad es incurable.
- Cuando te das cuenta, dos años después de comenzar la facultad de medicina, que esta no es la carrera para ti y necesitas comenzar de nuevo.
- Cuando tu negocio quiebra o pierdes tu casa por falta de pago.
- Cuando tu iglesia se divide.
- Cuando admites ante ti mismo que después de todo no puedes casarte con tu prometido.

En su bestseller internacional, *Ikigai*, Héctor García y Francesc Miralles escriben: «Tarde o temprano, todos tenemos que enfrentarnos a momentos difíciles, y la manera en que lo hacemos puede marcar una gran diferencia en nuestra calidad de vida. El entrenamiento adecuado para nuestra mente, cuerpo y resiliencia emocional es esencial para afrontar los altibajos de la vida».[97]

Ninguna de las seis decisiones diarias es fácil por sí misma. Cada paso hacia adelante es un paso hacia lo desconocido. Pero después de una vida eligiendo el camino difícil,

---

[97] Héctor García and Francesc Miralles, *Ikigai: The Japanese Secret to a Long and Happy Life* (New York: Penguin Books, 2016), p. 165.

aprendes que puedes enfrentar lo desconocido con los hombros erguidos y la cabeza en alto. Buscarás las decisiones que representan un desafío y te sumergirás de lleno en ellas.

No de manera ansiosa ni arrogante.

Sino de una manera no ansiosa y conocedora.

En nuestro mundo moderno, elegir el camino difícil es un acto de rebeldía. Es un gesto de desafío hacia esa corriente de pereza que actualmente está ahogando a tantas personas y, en su lugar, una manera de declarar: «¡No me iré silenciosamente hacia esa buena noche!»

¿Recuerdas en el capítulo 1 cuando hablamos sobre cómo evitar o alejarnos de la ansiedad en realidad la refuerza, haciendo que nuestra ansiedad sea aún más fuerte? Pues bien, hemos cerrado el círculo. Después de recorrer todo el ciclo de la rueda de las seis decisiones diarias, estamos eligiendo volvernos hacia las alarmas y enfrentarlas.

Elegir el camino difícil hará eso por ti. Elegirlo es elegir dirigirte hacia el centro de la tormenta.

Se trata de elegir la valentía, incluso cuando no sabes qué sucede al otro lado de tus decisiones.

Se trata de la búsqueda implacable de la paz que está al otro lado.

¡LA VIDA *ES* DIFÍCIL!

Hay un meme circulando por internet llamado «Choose Your Hard» (Elige tu dificultad). Fue escrito por un autor desconocido y es alguna variación de lo siguiente:

El matrimonio es difícil. El divorcio es difícil. Elige tu dificultad.

La obesidad es difícil. Estar en forma es difícil. Elige tu dificultad.

Estar endeudado es difícil. Tener control de tus finanzas es difícil. Elige tu dificultad.

Comunicar claramente tus necesidades es difícil. Vivir una vida donde nadie conoce tus necesidades es difícil. Elige tu dificultad.

La vida siempre es difícil. Pero podemos elegir nuestra dificultad. Elige sabiamente.

A primera vista, esto suena como una mezcla de inspiración y pseudociencia de gimnasio. Me gusta el sentimiento: la vida es difícil de cualquier manera. Vivir con 100 libras de sobrepeso es muy difícil. Es doloroso, agotador y, en algunas situaciones, vergonzoso e incluso peligroso. Y perder 100 libras, transformar toda tu vida y encontrar a la persona debajo del peso, también es muy difícil. No hay un camino fácil. Así que aquí la frase "*Eligir tu dificultad* funciona".

Pero yo no elegí que mi amigo muriera. Y mi abuela no eligió tener alzhéimer. Y ninguno de nosotros eligió la pandemia de COVID, el pánico por comprar papel higiénico o la gira de reunión de Nickelback. En ese sentido, decirle a alguien que sostiene la mano de su hija mientras le explica por qué recibe quimioterapia que «Elige tu dificultad» es poco sincero y dañino.

Para que quede claro, cuando digo esto, me refiero a las únicas cosas en el mundo que podemos controlar: nuestros pensamientos y nuestras acciones. Los invito a buscar desafíos, a levantar cosas pesadas, a tomar control de nuestra ira y a atravesar un tiempo de duelo cuando llegue la oscuridad.

Y también rechazar la crisis de comodidad de nuestro tiempo. Hacer lo que da miedo, lo tedioso, lo aburrido, lo molesto. Una y otra y otra vez. Elegir la disciplina en lugar de esperar a sentir motivación.

Simplemente sigue presentándote cada día, presentándote para tomar las decisiones que necesitas para ti mismo y para tu futuro.

Esto no es sexy. Por lo general, esto hace un pésimo video para redes sociales. Se hace en las sombras, en el frío y la oscuridad de la madrugada, bajo el calor del sol implacable de la tarde, en la privacidad de los consultorios de consejeros, los retiros de iglesia y las reuniones de Alcohólicos Anónimos en cuartos traseros.

Es admitir que la vida tiene un final y sentarte con un abogado para preparar tu testamento. Es pagar todas tus deudas y mantener ese auto viejo unido con cinta adhesiva porque simplemente te niegas rotundamente a solicitar un préstamo para un carro. Es estudiar en línea después de que los niños se duermen para obtener tu GED, no solo por mejores opciones laborales sino porque te lo prometiste a ti mismo.

A veces se trata de enfrentar realidades difíciles. Casi siempre se trata de elegir el optimismo y la esperanza.

Es una elección consciente, día tras día, elegir el camino difícil.

MENTE, CUERPO Y ALMA

He dividido la elección del camino difícil en tres secciones: mente, cuerpo y alma. En cada una de estas secciones, exploraremos maneras en que cada uno de nosotros puede elegir el camino desafiante. Notarás que muchos de los otros pasos en el camino libre de ansiedad se ilustran a continuación. Estás eligiendo el camino difícil cuando sales de deudas. Elige el amor. Elige la libertad. Elige la salud. Cuando decides ser consciente.

Elegir el camino difícil es cuando el camino hacia una vida sin ansiedad cierra el círculo.

Mente: El equilibrio entre la curiosidad y el descanso

Elegir el camino difícil con tu mente implica comprometerte a explorar regularmente nuevas ideas y experiencias, aprender cosas nuevas, participar en relaciones desafiantes y edificantes, y buscar descubrir los aspectos en los que estabas equivocado.

También significa hacer espacio para aburrirse. Y detener nuestra adicción enloquecedora a más datos, información y opiniones.

Entiendo que nuestro mundo saturado de tecnología selecciona y nos da en pequeñas dosis más información de la que jamás podríamos consumir. Las plataformas digitales aprenden de nosotros, nos rastrean y nos devuelven contenido de creadores y sitios con los que saben que probablemente interactuaremos. Ten presente: Los creadores detrás de nuestra nueva era de información no están interesados en ofrecerte información precisa y útil que te edifique o te enseñe. Les interesa captar tu atención. Esto significa que tendrás que ser intencional al buscar nuevas fuentes de información. Boletines de expertos. Libros de autores confiables. Podcasts o programas de radio de personas reflexivas o expertos. O mi favorito personal: conversaciones profundas y desafiantes con amigos, expertos y personas que sabes que ven el mundo diferente a ti.

A veces esto significará apagar YouTube y tomar clases de violín con una persona real. Claro, podrías aprender ahora mismo ese solo que impresionará a la chica de tu orquesta comunitaria. Pero ¿realmente aprenderás a tocar? ¿Aprenderá tu mente a sincronizarse en armonía con otra persona?

A veces esto significará pedirles a personas que vengan a tu casa y te ayuden a reparar tu juego de columpios roto en lugar de correr a comprar uno nuevo o llamar a alguien que haga reparaciones. Aprenderás haciendo, junto a amigos en quienes confías, y adquirirás nuevas habilidades, profundizarás relaciones y ahorrarás unos cuantos dólares.

A continuación, hay tres prácticas para elegir el camino con tu mente. Ninguna de estas es difícil de hacer por sí misma, pero son, de hecho, muy difíciles de mantener día tras día.

1) Escribe. Puedes llevar un diario. Mantén un diario personal. Practica la gratitud. Escribe ficción, no ficción, o toma notas detalladas de podcasts y oradores que disfrutas.

El acto de escribir tiene el poder de cristalizar y destilar lo que realmente creemos sobre un tema. Cuando saco las ideas de mi cabeza y las pongo en papel, puedo desarrollar estas ideas hasta llegar a pensamientos específicos y concisos. O bien, con una práctica regular de llevar un diario, puedes revisar lo que has escrito con el tiempo y ver tu progreso en un tema o asunto particular. A menudo he revisado diarios antiguos y me he sentido animado al ver cómo desenredé un asunto espinoso y llegué a algunas resoluciones. También me he maravillado de mi continua falta de progreso en algunos asuntos, después de haber enfrentado a veces las mismas preguntas durante años.

El acto de escribir este libro me aclaró algunos aspectos en los que debo tomar acción inmediata y decidida, algunos de los cuales compartiré en el capítulo final. Ya conocía estas cosas desde hace tiempo. Tomarme el tiempo para escribirlas fue profundamente esclarecedor.

2) Ten una práctica regular de acercarte a ideas nuevas y desafiantes. No temas a las nuevas ideas ni las juzgues prematuramente. En cambio, sumérgete en nuevas ideas, formas de vivir y enfoques para los problemas difíciles con un espíritu de curiosidad y determinación.

Creo firmemente en la sabiduría de Charlie Munger sobre cómo dar una opinión. Él dice que no deberíamos expresar una opinión sobre un tema sin antes conocer las objeciones de nuestros oponentes mejor que ellos mismos. Antes de expresar mis opiniones sobre los autos eléctricos, voy a conducir uno. Hablar con personas que han tenido uno por algún tiempo. Leeré sobre cómo se extrae el litio, cómo se fabrican los autos y por qué alguien nunca compraría uno. Y solo entonces daré a conocer mis opiniones.

3) Busca periodos intencionales de tiempo sin nueva información. Elige no usar pantallas. Ni teléfonos. Ni libros, ni podcasts, ni auriculares. Ni películas ni videojuegos. Solo el simple y reconfortante silencio.

Te sorprenderá lo ruidosas que son las alas de los pájaros al batirse cuando realmente estás escuchando. También te asombrará lo fuerte que suenan los árboles en un día con brisa, lo silenciosamente que se mueven los venados y cómo todos tus sentidos se agudizan cuando comienzas a sintonizarte con el mundo y con quienes te rodean.

Este tiempo de silencio y descanso, al principio, se sentirá como una pérdida de tiempo. Sentirás que es tiempo que podrías aprovechar mejor aprendiendo algo, leyendo algo o haciendo clic en algo. Pero es mágico. Este tiempo restaurará tu mente, tu espíritu y tu cuerpo.

Cuerpo: El equilibrio entre la acción y el descanso.

Lo entiendo. No tienes tiempo. Estás cansado. No tienes energía. No hay forma de que vayas a empezar a hacer ejercicio porque tu cuerpo no puede soportar más de lo que ya estás exigiéndole.

Quizás esto sea cierto.

Pero probablemente no.

Michael Easter dice: «La verdad es que todo cuerpo humano puede lograr hazañas físicas sorprendentes cuando se ve obligado a hacerlo».[98] El sobreentrenamiento es algo muy, muy raro. Tu cuerpo puede hacer mucho más de lo que le has permitido hacer. Es más, utilizamos los días de descanso como días de no-hacer-absolutamente-nada. Dormimos hasta tarde. Comemos porquerías. Vemos incontables horas de documentales sesgados. Nos entregamos a la pereza. Y luego, el domingo por la noche, nos sentimos terribles. Las alarmas de nuestra ansiedad suenan como locas. Estamos sin energía y sin alegría, con toda la semana laboral mirándonos fijamente.

Mi amigo Sal DiStefano de Mind Pump Media me contó que antes tenía clientes de entrenamiento personal que se saltaban las sesiones porque tenían poca energía. Pero seis meses después, esos mismos clientes regresaban porque andaban bajos de energía, y un entrenamiento intenso les daba más energía de la que traían cuando llegaban arrastrándose al gimnasio. La energía genera energía.

Sé que hablé de esto en el capítulo 8, pero es demasiado importante como para no revisitarlo. En resumen: si quieres construir una vida sin ansiedad, sin estar constantemente agobiado por ella, tienes que incorporar movimiento y ejercicio a cada día de tu vida.

Cada. Día.

---

[98] Easter, The Comfort Crisis, p. 224.

No me importa si es una caminata de 10 minutos, un baile, o jujitsu, levantar pesas pesadas, cardio, yoga, dar un largo paseo con tu esposa o hijos, o incluso una sesión WOD de CrossFit... pero tienes que moverte todos los días. Actúa con propósito. Esfuérzate al máximo cuando lo necesites y oblígate a disminuir el ritmo cuando sea necesario. Estás jugando un juego a largo plazo de salud, longevidad y una vida sin ansiedad. No estás tratando de conseguir abdominales antes de las vacaciones de primavera.

Mantente firme con un plan de ejercicios real por más de cinco días. Intenta 30 días sin fallar. Sigue adelante. Sé disciplinado y no negocies contigo mismo. Sé que no hay ningún día, a menos que esté gravemente enfermo, en que pueda darme el lujo de saltarme algún tipo de movimiento.

También tengo que estar súper concentrado e incluso obsesivo con mi sueño. Debo vigilar lo que como, especialmente mi ingesta de calorías. Registro mis calorías en una aplicación de entrenamiento y, de manera intermitente, monitoreo mi sueño y la variabilidad de mi frecuencia cardíaca en un reloj Garmin.

A veces me voy temprano de las fiestas. Rara vez bebo alcohol. Bajo la intensidad de las luces después del anochecer y, una vez que termine las ediciones finales de este libro, planeo ser inflexible con el uso de mi teléfono durante las noches. No leo libros científicos ni de pensamiento profundo en la cama, solo leo ficción. Consulto de vez en cuando a un nutricionista y a un médico, y le he dado a mi esposa total permiso para preguntarme amablemente si realmente quiero cuatro piezas más de pizza y otra porción de queso, o si solo estoy aburrido y con un antojo intenso de estimulación. He aprendido que necesito y prefiero que alguien me haga responsable en vez de simplemente hacerlo todo por mi cuenta.

Así que este es el plan:

Ve a un médico. Si puedes permitírtelo, trabaja con un fisioterapeuta. Hazte análisis de sangre. Asegúrate de que tu ansiedad no esté relacionada con otros problemas de salud como niveles hormonales, irregularidades cardíacas o desequilibrios químicos en tu cerebro.

Desearía que existiera una receta única que funcione para todos cuando se trata del movimiento físico. No la hay.

Algunas semanas necesitarás ser intenso. Otras semanas te bastará con movimientos lentos, recuperación y movilidad. Pero siempre te moverás.

Haz lo primero más sencillo que puedas y que podrás mantener.

¿Una flexión y un abdominal y luego una caminata hasta tu buzón y de regreso sin detenerte? Hazlo. Y luego vuelve a hacerlo en la noche. O al día siguiente. Y hazlo una y otra y otra vez.

No tienes que salir corriendo a gastar un montón de dinero en una membresía de gimnasio lujosa. Simplemente puedes comenzar haciendo lo que puedas, con lo que tengas, donde sea que estés.

El exmiembro de los Navy SEAL y autor de libros exitosos Jock Willink recomienda tener una manera de ejercitarte o entrenar en casa. Estoy completamente de acuerdo. Con el paso de los años, he reunido una mezcolanza de pesas, mancuernas y otros equipos de sitios de reventa por internet. Tengo un buen gimnasio casero (al estilo de *Rocky IV*) que me permite hacer ejercicio cuando tengo un poco de tiempo. O simplemente puedes llenar una mochila con cosas pesadas y salir a caminar. Se llama «rucking» (una antigua práctica militar) y es mi más reciente obsesión.

Alma: La esencia conectada

Cuando uso la palabra alma, me refiero a tu ser interior. La parte de ti que está en sintonía con Dios. La parte de ti que busca alegría, encuentra belleza y se conmueve por las relaciones significativas y por crear.

Elegir el desafío con tu alma significa dejar de odiarte a ti mismo y, en cambio, concederte gracia a ti mismo. Se trata de cambiar la forma en que te hablas, ser honesto sobre tu pasado, y mostrar respeto y dignidad hacia el futuro que estás creando.

Esto trata de finalmente escribir canciones. Finalmente redactar esa nueva propuesta de trabajo. Construir un cantero de flores. Restaurar ese auto antiguo. Escribir un discurso o dar vida a una nueva idea de negocio. Como dice el célebre productor musical Rick Rubin: «El proceso creativo puede tener un poder terapéutico. Ofrece un sentido de conexión profunda. Un lugar seguro para expresar lo indecible y desnudar el alma. En estos casos, el arte no desmorona al creador, sino que lo completa».[99]

El arte y la vida no solo se encuentran en museos, pinturas con los dedos o zoológicos. Están en todas partes, incluso las piedras claman. La creatividad, el acto de dar vida a algo, es una labor divina. Es una manera de conectar con Dios. Es amor y búsqueda apasionada entrelazados, una práctica de meditación silenciosa que nadie ve.

También lo es vivir bien. Pensando en los demás. Eso también es «arte del alma».

Es el jardín del vecino que cortas sin publicarlo en las redes sociales.

Es la propina extraordinaria que le dejas a la mesera en Waffle House, la tarjeta de agradecimiento que envías al maestro de tu hijo, o la manera compasiva en que tratas al empleado de la aerolínea cuando cancelan tu vuelo.

Elegir el camino difícil cuando se trata de tu alma significa elegir la satisfacción. O, como mi mentor Randy me imploraba: «Nunca, jamás te quejes». Se trata de buscar la paciencia. Aprender a ser amable. Se trata del perdón y de no llevar un registro de las ofensas, porque esos registros solo te hacen más pesada la carga.

También es algo que practicamos. Puedo desear crear hermosas melodías con mi guitarra todo el día, pero tengo que

[99] Rick Rubin, *The Creative Act: A Way of Being* (New York: Penguin Press, 2023), p. 324.

practicar mis escalas, completamente solo, mientras mis amigos están afuera tomando algo. O puedo querer ser un mejor terapeuta, pero si no estoy dispuesto a esforzarme y dar vida a nuevas habilidades, nuevas formas de relacionarme y nuevas oportunidades de negocio, no estoy honrando el proceso.

Elegir el camino difícil con tu alma podría incluir prácticas espirituales. Ceremonias religiosas. Conexiones con amigos, vecinos y seres queridos. O podría significar decir sí a aventuras que no parecen divertidas ahora, pero que sabes te dejarán fortalecido espiritualmente. O podría tratarse de servicio. Como construir casas para los pobres en Haití. O trabajar un turno en un banco de alimentos.

Se trata de encontrar tu propósito. De conectarte. De buscar las cosas buenas y hermosas. En su libro *Essentialism*, un bestseller del *New York Times*, Greg McKeown nos anima a liberarnos de compromisos innecesarios, hacer menos cosas con mayor excelencia y estar constantemente atentos a lo que podemos eliminar de nuestras vidas. Formas de liberar nuestra alma interior.

Hace unos años, mi amigo David y yo estábamos hablando sobre nuestras carreras. Le pregunté cuál sería su próximo paso. Él era un veterano de combate que trabajaba como gerente de informática en una escuela local. Yo suponía que intentaría ascender como administrador o encontrar otro trabajo de informática en algún lugar.

Su respuesta me transformó.

Él dijo: «Estoy en el trabajo de mis sueños. Nunca voy a ganar mucho dinero, pero cada día puedo ayudar a maestros y estudiantes a descubrir mejores herramientas para el aprendizaje. Me siento honrado de poder hacer mi trabajo».

David tenía paz en su alma.

En ese momento, nunca se me había ocurrido siquiera que existiera tal paz.

Desde mi primer trabajo de verdad a los 21 años, siempre estuve buscando el siguiente paso. El siguiente ascenso. El siguiente aumento o cambio de puesto. Nunca estaba quieto, nunca satisfecho, siempre mirando por encima de mi hombro y del tuyo. No tenía paz en mi alma.

Después de mi conversación con David, recordé una pregunta que un buen amigo mío, el Dr. Richard Beck, me hizo una vez: «¿Qué pasaría si viviéramos nuestras vidas como si nunca pudiéramos mudarnos? Las mismas iglesias, los mismos vecindarios, los mismos hogares, los mismos trabajos. ¿Cómo viviríamos nuestras vidas de manera diferente?»

Su pregunta me atormentaba.

Porque sería más honesto respecto a mis necesidades. Estaría más dispuesto a participar en conversaciones difíciles, buscando conexión, en vez de simplemente huir. Dejaría a un lado las diferencias insignificantes por el bien de nuestra comunidad. John Ortberg dice que nuestras almas «*se enferman cuando estamos divididos y en conflicto*».[100]

Alegría, conexión, creatividad, adoración, práctica, servicio. Con estos empeños, estás eligiendo el camino difícil.

---

[100] John Ortberg, *Soul Keeping: Caring for the Most Important Part of You* (Grand Rapids: Zondervan, 2014), p. 135.

LA VIDA SIN ANSIEDAD

Elegir la realidad es difícil. Cuando elegimos la realidad, nos encontramos cara a cara con nuestros fracasos, nuestra vergüenza y las partes de nuestras vidas que mantenemos ocultas de los demás y de nosotros mismos.

Elegir la conexión es de lo más difícil que existe. Es complicado hacer amigos durante la edad adulta. Solo tenemos unas pocas oportunidades para formar amistades que duren décadas, así que la presión en esas raras ocasiones puede resultar desalentadora.

Elegir la libertad es arduo. Ramsey Solutions descubrió que a la mayoría de las personas les toma aproximadamente dos años pagar todas sus deudas. Y otros siete años para pagar su casa. Deshacerse de toda una vida de libros, aparatos electrónicos, equipos de ejercicio polvorientos y montones de dibujos de los niños es desgarrador. Admitir que tengo suficientes guitarras es algo que a menudo no estoy dispuesto a hacer. Despejar mi agenda, reverenciar el tiempo mientras se escapa entre mis dedos y mantener límites relacionales, profesionales y personales son algunos de los desafíos más difíciles que puedo experimentar.

Elegir estar presente es difícil. Abandonar una vida de reactividad y explosión o aislamiento, y optar por entrar en una vida de intencionalidad, curiosidad y reacciones más pausadas, es exigente.

Elegir la salud completa es costoso, consume tiempo, da miedo y se siente egoísta. Es la decisión de ponerme mi máscara de oxígeno primero para estar en condiciones de honrar y cuidar a los demás. Y a menudo ni siquiera tengo una idea clara de cómo se ve realmente estar «bien».

Elegir el creer es casi imposible. La decisión de despedirme del papel de defensor y único proveedor del universo y aprender, con el tiempo, a anclarme en un poder superior es tan aterradora como ilógica.

Y *elegir el camino difícil* hacia una vida sin ansiedad es, bueno, un camino difícil. Estás optando por ponerte a trabajar en crear una vida en la que tu cuerpo pueda prosperar. No estás corriendo frenéticamente tratando de silenciar las alarmas, sino estableciendo un entorno donde las alarmas solo se activen cuando son absolutamente necesarias.

LA SEGURIDAD ES UNA ILUSIÓN

Esta no es la vida fácil. Ni la vida perfecta. Ni la vida libre de tragedias. Esa vida no existe. Es una ilusión, surgida de las pantallas de Hollywood y las páginas de las novelas románticas.

Es la vida sin ansiedad.

La vida antifrágil.

Una vida rebelde y contracultural que elige la paciencia, el gozo y la bondad por encima de agendas frenéticas y de acumular un dólar tras otro.

Y defender hasta las últimas consecuencias lo que realmente importa.

En esta vida, la seguridad se revela como la ilusión que verdaderamente es. Porque incluso cuando parece existir desde la línea de partida, no hay caminos fáciles.

Tenemos que elegir nuestra dificultad.

EPÍLOGO

SIN RESENTIMIENTOS

El marcador era 25-8.

Nos estaban aplastando.

Y éramos un equipo con marca de 8-0. No nos estaban aplastando.

Pero el marcador no miente.

Déjame retroceder un poco.

Era profesor de geografía en la preparatoria y entrenador asistente de atletismo y carreras a campo traviesa. Como parte de mis responsabilidades obligatorias, tenía que encargarme de un deporte secundario para entrenar, además del atletismo.

Me asignaron el equipo de básquetbol de muchachos de segundo año.

Estos jóvenes eran increíbles. ¿Yo? No tanto.

Yo sabía tres cosas sobre el baloncesto: (1) Si lanzabas desde lejos, obtenías tres puntos. (2) Si golpeabas o tacleabas a alguien, ellos obtenían un tiro libre. (3) Si yo gritaba «¡Tiempo fuera!», todos se detenían. Esto era particularmente genial cuando los partidos se salían de control o cuando uno de mis jugadores necesitaba ir al baño.

Justo después de la temporada de campo traviesa, me entregaron un autobús, una llave y un equipo de 13 jóvenes varones. Los entrenadores principales de baloncesto hicieron todo lo posible por enseñarme algunas jugadas ofensivas, saques de banda, ejercicios de práctica y cosas por el estilo. Y los jugadores de mi equipo eran tan talentosos que no necesité mucho más.

Viajamos por toda la ciudad de Houston, como una banda ambulante de hermanos, venciendo un equipo de segundo año tras otro. Los chicos la estaban pasando de maravilla.

Empecé a sentirme muy creído.

Hasta que grité: —¡Tiempo fuera! —cuando íbamos perdiendo 25 a 8.

Era un joven de 21 años con la sangre caliente, siempre caminando de un lado a otro por la banda lateral como había visto hacer a los entrenadores universitarios durante el March Madness. Y al menos en mi mente, lo que estaba en juego era igualmente importante.

Después de que el árbitro hizo sonar su silbato deteniendo el juego, nuestro equipo se reunió en círculo. Yo estaba gritando, garabateando jeroglíficos en mi portapapeles y, en general, armando un escándalo.

—¡EJECUTEN LA OFENSIVA! ¡ES UNA SIMPLE OFENSIVA DE MOVIMIENTO, MUCHACHOS!... ¡PASEN Y BLOQUEEN ALEJÁNDOSE! ¡PASEN Y

BLOQUEEN ALEJÁNDOSE! ¡¿POR QUÉ ES TAN DIFÍCIL?!

Seguía gritando sobre su esfuerzo deficiente, su falta de corazón y deseo, y su incapacidad para ejecutar la ofensiva. Hasta que Marquis intervino.

—Entrenador… esto no va a funcionar.

Perdí los estribos.

—¡¿QUÉ QUIERES DECIR CON QUE NO VA A FUNCIONAR?! —vociferé.

Marquis levantó la mirada, exasperado, y alzó la voz en respuesta: —¡Nuestra ofensiva no va a funcionar! Es una ofensiva de hombre a hombre y ellos están jugando en zona.

Ay, no.

—¿Qué quieres decir con que están jugando en zona?

—¡ENTRENADOR! ¡Están jugando en zona! Estamos intentando pasar y hacer pantallas, pero no se están moviendo.

Me vi ante una encrucijada. Podía ir a la izquierda o a la derecha, pero quedarme paralizado no era una opción.

Todos mis jugadores me miraban fijamente y el árbitro se acercaba a nosotros para reanudar el partido.

Respiré profundo y, de repente, una sonrisa se dibujó en mi rostro.

—¿Qué es una zona? —pregunté.

A todos se les pusieron los ojos tan grandes como pelotas de tenis.

—¡Rápido! ¿Qué es una zona?

—¿Hablas en serio? —preguntó Marquis—. Es cuando no se mueven. Simplemente protegen un espacio, no a una persona.

—¿Solo cuidan un espacio? ¡Es lo más absurdo que he escuchado en mi vida!

—Entrenador, ¿hablas en serio?

Empecé a reírme.

El árbitro hizo sonar el silbato, indicando el inicio del juego. Se miraron entre ellos y comenzaron a reírse disimuladamente.

—Hagan lo mejor que puedan, muchachos. Ustedes pueden con esto —me reí mientras me sentaba en la banca.

Los dirigí lo mejor que pude durante el resto del partido, y nos dieron una paliza.

Estaba avergonzado, pero mi equipo y yo alcanzamos un nuevo nivel de vulnerabilidad y confianza esa noche.

Yo era el entrenador... y no sabía la respuesta.

Yo era el experto al que todos admiraban... y no sabía qué decir a continuación. Era mi trabajo vivirlo en carne propia para que cuando nos encontráramos con obstáculos, pudiera guiarlos por el camino a seguir.

Se suponía que yo sabía.

DECIR LA VERDAD

Escribir este libro ha sido el proyecto más difícil que he emprendido jamás. He escrito dos libros anteriores, dos tesis y un sinfín de proyectos académicos y administrativos. He sido líder principal de múltiples organizaciones, estoy casado y criando a dos hijos.

Pero este proyecto me llevó al límite.

Me di cuenta, aproximadamente a mitad del proceso de escritura, que no estaba poniendo en práctica estas cosas.

Tengo dos doctorados y me presento como experto en ansiedad, relaciones y problemas de salud mental, y me di cuenta de que estaba viviendo una vida muy ansiosa.

Los viejos hábitos habían vuelto a apoderarse de mí.

Saltarme horas de sueño.

Desplazarme constantemente en mi teléfono.

Leer libros para evitar pasar tiempo con mi familia.

Evitando algunos problemas de la infancia que necesitaba enfrentar.

Una casa, un auto y un área de trabajo llenos de desorden. Papeles, dispositivos, accesorios y basura en general.

Llegaba tarde a todo. Otra vez.

Comía pésimo e intentaba compensarlo todo con entrenamientos frenéticos a horas absurdas del día y la noche.

Llevaba meses sin meditar y había dejado mi ColdTub vacío, mi hijo preguntándose si él era la razón por la que yo estaba tan malhumorado, y mi esposa manteniendo unido el hogar mientras yo viajaba por todo el país como el supuesto experto.

Me había desencantado tanto con la fe, la iglesia, la política y las creencias que me encontré desconectado de una manera que no había experimentado en años.

Increíblemente, me había encontrado sintiéndome solo otra vez. Tengo excelentes compañeros de trabajo, buenos amigos en otros estados, hermanos de la iglesia y algunos nuevos amigos que he conocido en el camino. Pero si era honesto, verdaderamente honesto, la evaluación de mi amigo y colega sobre mí dio dolorosamente en el blanco:

Es muy difícil ser amigo mío.

Ugh.

El monje trapense Thomas Merton escribió en su poema The Inner Law:

> Aquel que es controlado por objetos
> Pierde posesión de su ser interior:
> Si ya no se valora a sí mismo,
> ¿Cómo puede valorar a los demás?
> Si ya no valora a los demás,
> Está abandonado.[101]

Este era yo. Solo que, a diferencia de cuando era entrenador de baloncesto, esta vez sí sabía las respuestas.

Leer e investigar no era el desafío. Simplemente no estaba viviendo lo que sabía. Y así, a mitad de este libro, la escritura adquirió un objetivo sumamente personal. El motor comenzó a zumbar, y el libro cobró una vida completamente diferente.

Ya no se trataba de que yo te hablara a ti, el lector, diciéndote a TI cómo elegir y vivir una vida sin ansiedad. Este libro

---

[101] Thomas Merton, *The Way of Chuang Tzu* (New York: New Directions, 1965), p. 136.

se trataba de que yo caminara contigo —todos nosotros buscando recuperar nuestras vidas.

Acerca de mi regreso al pozo para sacar agua fresca para beber y asegurarme de que hubiera suficiente para todos.

Sobre cómo todos volvemos a montarnos en nuestros caballos y creamos vidas libres de ansiedad para nosotros mismos.

SIN RENCORES

Mientras escribo este capítulo, me he sumergido profundamente en elegir la realidad. He hecho un inventario de mi vida, con defectos y todo. Ha sido duro y desafiante, pero aquí está hacia dónde me dirijo:

Tengo una cita de consejería programada. He transformado mis entrenamientos y he hecho de mi salud completa una prioridad.

Estoy trabajando de cerca con mi equipo para crear espacio para respirar en mi agenda, en mi tiempo personal y en mi hogar. No le debo nada a nadie, y mi esposa y yo estamos comprometidos con una vida libre de influencias externas.

Me he vuelto a comprometer a alimentarme sanamente, a tener un sueño profundo y reparador, y a mantener los aparatos electrónicos que drenan el alma fuera de mi sala y mi dormitorio.

He comenzado a salir con amigos nuevamente, y tengo reuniones para almorzar, desayunos y conciertos programados en mi agenda de ahora en adelante.

Medito todos los días y estoy apartando la locura académica, política y cultural que rodea lo que verdaderamente creo y a lo que estoy anclado.

Y eso es solo el comienzo.

Pero no te estoy contando esto para presumir o para dar a entender de alguna manera que lo tengo todo bajo control. Te lo cuento porque sé, de primera mano, lo difícil que es. Y si yo puedo caer, con todas mis oportunidades, recursos y los títulos académicos que tengo, cualquiera puede.

En el momento en que cualquiera de nosotros piensa que ya llegó, aparecen los dragones. Tan pronto como creemos que ya lo tenemos todo resuelto en nuestra crianza, nuestros matrimonios, nuestros planes de alimentación y nuestros negocios, las cosas se complican.

Quiero dejarte algo muy claro:

Las seis decisiones diarias son difíciles.

Lo serán por el resto de nuestras vidas.

Simplemente no hay manera de evitarlas. Y aunque pudiéramos evitarlas, no querríamos hacerlo.

Por más agotador que sea el camino difícil, te lleva a la esperanza.

Brené Brown dice: «La esperanza es una combinación de establecer metas, tener la tenacidad y la perseverancia para perseguirlas, y creer en nuestras propias capacidades. La esperanza es el plan B».[102]

---

[102] Brené Brown, *Daring Greatly: How the Courage to Be Vulnerable Transforms the Way We Live, Love, Parent, and Lead* (New York: Avery, 2012), p. 240.

La ansiedad y el caos que vivíamos era nuestro plan A.

Ha fracasado.

Así que es hora del plan B.

Es tiempo de esperanza.

Ya dejé de ser una víctima.

Ya no creo que más «cosas» me harán feliz.

Estoy harto de las relaciones tóxicas y de poner a mi familia en tercer o cuarto lugar en mi vida.

El barco ha cambiado de rumbo.

Y el tuyo también puede cambiar de rumbo.

Ryan Holiday lo expresa así: «El valor es el manejo y el triunfo sobre el miedo. Es la decisión… de tomar el control, de afirmar tu capacidad de acción sobre una situación, sobre ti mismo, sobre el destino al que todos los demás se han resignado. *Podemos maldecir la oscuridad o podemos encender una vela*».[103]

> Es hora de encender todas las luces.
> Sé valiente.
> Y comienza a encender velas.
>
> > Elige la realidad.
> > Elige la conexión.
> > Elige la libertad.
> > Elige estar presente.
> > Elige la salud completa.
> > Elige el creer.

---

[103] Ryan Holiday, *Courage Is Calling: Fortune Favors the Brav,* (New York: Portfolio/Penguin, 2021), p. 84, énfasis agregado.

Este es el camino hacia una vida sin ansiedad.

Sin importar en qué decisiones te enfoques, sigue adelante. Cuando elijas el camino difícil de la realidad, la libertad, la paz y el amor, hazlo tuyo y no te rindas.

Como cantan los Avett Brothers: «Los resentimientos nunca le han hecho bien a nadie».

Si abres los ojos, te darás cuenta de que hay millones de personas, igual que tú, que eligen diariamente hacer las cosas de manera diferente.

Me encantaría que te unieras a mí.

AGRADECIMIENTOS

Sheila, Hank y Josephine: Ni una sola página de este libro existiría sin ustedes. Ustedes son mi aventura, mi razón, mi esperanza y mis amores. Hank: estoy tan, tan orgulloso de ti. Josephine: estoy tan, tan orgulloso de ti también. Sheila: gracias por creer en mí.

Sin ustedes tres, no soy más que vapor. Gracias por amarme y por nunca darse por vencidos conmigo. Soy el hombre más bendecido del mundo.

Dave Ramsey: Sigues siendo mi coach, mentor y amigo. Gracias por tu sabiduría, tu hospitalidad y tu generosidad. ¡Qué aventura...!

Cody Bennett: Gracias por tu amistad, tus ideas de clase mundial, y tu disposición a mantenerte firme y luchar codo a codo por el mejor resultado final. Todo en este proyecto es mejor gracias a tu participación.

Rachel Sims y Eva Daniel: Gracias por leer todo a última hora, por sus perspectivas, ideas y su brillantez absoluta. Rachel—gracias por las Decisiones. Ustedes dos son las mejores entre las mejores.

Preston Cannon: Eres el mejor editor de libros del mundo. Eres un hombre, esposo, y padre aún más increíble.

Sé que no es fácil trabajar conmigo durante la temporada de escritura—nuevamente, gracias por nunca rendirte conmigo.

Kris Bearss: ¡La editora de todas las editoras! Gracias por caminar a mi lado en cada paso de este proyecto. Estoy muy agradecido por tu experiencia y las llamadas tarde en la noche, tu impulso incansable para amar y honrar al lector y, sobre todo, tu amistad. Me impulsaste, apoyaste y animaste—y este proyecto es mucho mejor gracias a ello (¡yo también lo soy!).

Rick Prall: Gracias por tus esfuerzos incansables para mantenerme en el camino correcto y por encargarte del millón de detalles de las citas.

Daniel Ramsey, Jeremy Breland, Suzanne Simms y Jen Sievertsen: Sus aportes, ideas y disposición para luchar por el mejor libro posible hicieron que todo este proyecto resultara mejor de lo que jamás imaginé. Gracias por sus perspectivas, su sabiduría y su amistad.

Muchísimas gracias a: Alex y Tracy Pearl; Dres. Steve y Lynn Jennings; Dr. Michael Gomez; Dr. Layne Norton; Joshua, Ryan y TK de The Minimalists; Sal, Adam, Justin y Doug de Mind Pump; Will Guidara; Jade Simmons; Shawn Ryan; Dawn Madsen; Link Blevins; Dr. Andy Young; Dra. Janet Hicks; Dra. Beth Robinson; Dr. Bret Hendricks; Dra. Aretha Marbley; Dra. Loretta Bradley; Dr. Ian Lertora; Holly Cook; SJ Dalhstrom; Wes y Rachel Freitas; JP y Beth Conway; y Dustin Benham.

Mamá, papá, y hermano y hermana Delony; y Jim, Shirley, Justin y Leslie Brown.

Kelly, Jenna, Ben, Nate, Andrew, Sarah y Joe: Todos ustedes escucharon este material por más de un año. Gracias por ayudarme a afilarlo, pulirlo y darle vida. Seth Farmer, Riley Clark, Chris Carrico, Connor Bowser, Bryan Amerine, Tara Astafan, John Smith, Weylon Smith, Brian Horvath, Cory Mabry, Jasmine Cannady, Julia Calvert, Carlee Francis, Samantha Ellis, Megan McConnell y Tim Scee: Son el grupo más talentoso de artistas y compañeros jamás reunido. Gracias por hacer que todo sea mejor que la vida real... y gracias por siempre asegurarse de que esté justo donde necesito estar.

Rachel, Ken, Jade, George y Eddie: Incondicionales hasta el final.

Gracias por dejarme ser parte del grupo.